«I GRILL

I libri di Maurizio Damilano

CAMMINARE

MAURIZIO DAMILANO
GIUSEPPE PARODI

PIÙ MAGRI CAMMINANDO

Sperling & Kupfer

I disegni sono di Greta Magazza

Pubblicato per

Sperling & Kupfer

da Mondadori Libri S.p.A.

PIÙ MAGRI CAMMINANDO

ISBN 978-88-200-6260-6

I Edizione marzo 2018

Anno 2018-2019-2020 - Edizione 1 2 3 4 5 6 7 8 9 10

Indice

Parte prima
Camminare fa bene

Parte seconda
Partiamo!

Appendice

Parte prima

Camminare fa bene

Fitwalking e salute

NEL 2002 l'Organizzazione Mondiale della Sanità (OMS) ha dedicato la Giornata mondiale della salute al problema della sedentarietà o, meglio, dell'inattività fisica: nel mondo gran parte della popolazione adulta, stimabile tra il 60 e l'85% del totale (a seconda della zona che si prende in esame), non risultava sufficientemente attiva per produrre benefici alla propria salute. Questo fenomeno riguardava anche i Paesi in via di sviluppo, in particolare le grandi città, che presentano un rapido tasso di espansione.

La popolazione giovanile non è esclusa: meno di un terzo del totale risultava sufficientemente attivo. Si tratta di un aspetto particolarmente inquietante, perché mentre noi adulti ricordiamo ancora bene i giochi che facevamo da bambini nei giardini e nei cortili, forse avremo per la prima volta nuove generazioni che, cresciute, dei passatempi attivi non avranno neppure il ricordo.

Sempre nel 2002, l'Ufficio regionale europeo dell'OMS ha calcolato che il 30% degli spostamenti in automobile era inferiore ai 3 km e ben il 50% inferiore ai 5 km. Sono distanze percorribili con 15-20 minuti in bicicletta oppure con 30-50 minuti di cammino spedito e basterebbero per raggiungere i livelli di attività fisica raccomandabili per mantenersi in salute.

In Italia la situazione non è migliore. Secondo l'Istat, nel 2014 le persone che dichiarano di fare sport sono il 31,6% (di cui il 23% lo pratica in maniera costante, l'8,6% saltuariamente), mentre coloro che dichiarano di non praticare alcuna attività sportiva o motoria sono il 39,9%. Il 28,2% dichiara di svolgere qualche attività fisica nel tempo libero. Se sommiamo gli ultimi due dati, otteniamo un 68% della popolazione che sembra avere un rapporto approssimativo con la pratica motorio-sportiva. Se poi decidessimo di non considerare le fasce di età scolare, la percentuale sarebbe ancora maggiore. Il fatto che i dati 2016 riportino un aumento dal 31,6% al 34% di chi pratica sport nel tempo libero è certamente positivo, ma resta l'immagine generale di una popolazione italiana poco attiva.

Molti altri dati sono disponibili a conferma di questa situazione. Si pensi che *The Lancet*, prestigiosa rivista britannica di ambito medico-scientifico, nel 2012 ha dedicato un intero inserto all'argomento dell'inattività fisica, definendola, più che un problema, una vera e propria pandemia con importanti conseguenze per la salute, l'economia, l'ambiente e la società.

Abbiamo un problema: una progressiva abitudine alla sedentarietà. È un problema sviluppato negli ultimi decenni e che in prospettiva potrebbe addirittura accentuarsi.

Due aspetti soprattutto dovrebbero farci riflettere.

Il primo riguarda il radicamento di scelte sedentarie nella vita quotidiana: se osservate, noterete in diversi contesti – negozi, centri commerciali, stazioni, aeroporti – che le scale fisse a gradini restano deserte, mentre le scale mobili sono sempre affollate. Se, volendo evitare di perdere troppo tempo alla ricerca di un posto auto, vi dirigete a poche centinaia di metri dove sapete che c'è un ampio parcheggio, vi sentirete apostrofare dal vostro eventuale accompagnatore, che sta già calcolando la strada in più da fare a piedi.

Molte persone entrano in ascensore per evitare una sola rampa di scale! Noto che molti giovani sportivi, che escono dal servizio pubblico di Medicina dello Sport in cui opero a Torino, si dirigono all'ascensore per scendere dal primo piano al piano terra, molto spesso indirizzati da un genitore. Sia ben chiaro, non si giudica lo stile di vita – attivo o meno – di una persona dal numero di gradini che percorre, ma dovrebbe essere spontaneo, quasi automatico, scendere a piedi al piano di sotto, specialmente per uno sportivo. A volte viene da chiedersi se, attraverso lo sport, trasmettiamo effettivamente uno «stile di vita sportivo», realmente improntato a un modo di vivere salutare e attivo, oppure se si tratta solo di trasmettere la tecnica di una qualche specifica disciplina a fini puramente competitivi.

In definitiva, ci stiamo abituando a fare sempre la scelta più sedentaria, quella di muoversi il meno possibile nelle varie circostanze in cui ci troviamo. Sul posto di lavoro, a casa e in molte situazioni quotidiane siamo circondati da marchingegni di ogni tipo, attivabili con la minima pressione di un bottone e sempre più aggiornati, progettati per sostituire moltissime azioni che un tempo, invece, compivamo con un qualche impegno fisico.

Ben inteso, rispettando ogni principio di libertà, non si tratta di voler decidere come «dovrebbe» vivere la gente; il problema, però, è che questo radicamento della scelta sedentaria – e i livelli di inattività fisica che ne conseguono – determinano problemi di salute che riguardano la società nel complesso.

Infatti il secondo aspetto del problema è di ambito medico e riguarda la nostra salute. In particolare, esiste un rapporto tra sedentarietà e malattie croniche non trasmissibili (MCNT). Si tratta di malattie di lunga durata che si sviluppano con lenta progressione. In questo elenco rientrano, per esempio, le malattie cardiocircolatorie, alcune malattie respiratorie, quelle metaboliche (in primo luogo il diabete mellito, o di tipo 2), varie forme di cancro eccetera.

L'OMS è arrivata a considerare l'inattività fisica come il quarto fattore di rischio globale di mortalità più rilevante dopo ipertensione arteriosa, fumo e iperglicemia, e ha valutato che l'inattività fisica è individuabile come causa principale del 30% delle malattie cardiache ischemiche, del 27% dei casi di diabete e del 21-25% dei casi di cancro del colon e di cancro della mammella.

Con la grande azione di contrasto attuata nei confronti di molte malattie infettive, negli ultimi decenni le MCNT sono diventate le maggiori cause di mortalità (circa il 70% di tutti i decessi a livello mondiale, circa il 90% in Italia), nonché del carico di malattia globale (oltre il 75%) e di disabilità. Riguardo quest'ultimo aspetto teniamo presente che negli ultimi decenni si è allungata l'aspettativa di vita media, ma non altrettanto è avvenuto per la speranza di vita libera da disabilità, vale a dire da determinate limitazioni nelle attività della vita quotidiana. Questi dati dovrebbero anche peggiorare perché è stato previsto che l'incidenza delle MCNT aumenterà del 17% nei prossimi dieci anni.

Al di là dei molteplici fattori causali, queste malattie sono favorite e incrementate da un'errata alimentazione, dal sovrappeso e dall'obesità, dal fumo, dall'alcol e, come dicevo, dall'inattività fisica; quest'ultimo elemento, tra tutti quelli elencati, non è il più grave, ma è certamente il più diffuso. In sostanza entrano in gioco le enormi modificazioni del nostro stile di vita rispetto a secoli o anche solo decenni fa. Il nostro organismo, invece, dal punto di vista strutturale, genetico e metabolico, non ha seguito modificazioni parallele; esso si è formato ed evoluto nei millenni per muoversi e non per stare fermo, per mangiare il necessario, magari difendendosi da non improbabili periodi di carestia o di penuria e non per rimpinzarsi.

È facile capire che le MCNT rappresentano una priorità per il sistema sanitario di tutti i Paesi del mondo. Esse determinano costi sociosanitari imponenti per le amministrazioni statali (70-80% del budget totale che i Paesi europei spendono per la salute) e importanti aggravi finanziari per le famiglie. L'OMS ha osservato che il sistema sanitario finisce col farsi carico dei problemi che derivano dall'incremento delle MCNT, senza però poterne controllare le cause, in quanto molte misure preventive non afferiscono all'ambito sanitario, bensì a quello sociale e ambientale.

Bisogna quindi fornire gli strumenti per migliorare lo stile di vita e, nel nostro caso, per proporre e spiegare strategie praticabili per aumentare il livello di attività fisica in modo adeguato ed efficace, facendo sì che le persone comprendano le motivazioni di partenza e diventino soggetti attivi nelle proprie scelte in fatto di salute.

Questo richiede alleanze intersettoriali, dove settore sanitario e settore sportivo si incontrano e, attraverso una regolare collaborazione (anziché interventi o progetti sporadici), perseguono gli scopi descritti. Troverete un esempio nell'Appendice di questo libro.

Anche il sistema sanitario nazionale dovrebbe evolversi su questa linea favorendo una nuova cultura, potenziando modalità di approccio e d'intervento innovative, valorizzando competenze specifiche, da sviluppare in un sistema operativo metodico, organizzato e sostenuto.

I benefici dell'esercizio fisico: i tre messaggi

Ma perché continuiamo a rimarcare che fare attività fisica è salutare? Tutto sommato, è uno di quei concetti che si è soliti affermare quasi automaticamente. Penso che persino i vostri nonni vi esortassero a muovervi, di fare un po' di movimento perché «fa bene». Ma perché diciamo che fa bene? Di fronte a questa domanda, di solito, nelle conferenze o nei convegni pubblici, si ottengono due o tre motivazioni. Ma in realtà c'è molto di più. Nei seguenti capitoli cercheremo di renderci conto del perché l'esercizio fisico è importante.

Come era solito dire Rodolfo Margaria, fisiologo di fama internazionale, che fondò nel 1957 a Milano la prima scuola di specializzazione in Medicina dello Sport in Italia, gli effetti dell'esercizio fisico sono pressoché ubiquitari nel nostro organismo.

A partire dagli anni Novanta la letteratura scientifica medica ha avuto un incremento esponenziale nella produzione di articoli dedicati al rapporto tra esercizio fisico e salute. Questo argomento, seguito nei decenni precedenti dai fisiologi dell'esercizio fisico e dai medici dello sport, è diventato materia di studio per specialisti di molte discipline mediche.

Da queste migliaia di ricerche traiamo, per praticità, tre messaggi chiari.

Primo messaggio

La pratica regolare dell'attività fisica di tipo aerobico si è dimostrata molto efficace nella prevenzione di parecchi disturbi e malattie.

Le attività di tipo aerobico sono caratterizzate da gesti ciclici, vale a dire da un movimento che si ripete sempre uguale per migliaia di volte, che non portano la frequenza cardiaca a valori molto elevati, ma che si protraggono nel tempo, almeno per 20 minuti, o meglio per 30-40 minuti e anche oltre, affinché si attivi pienamente il sistema energetico di tipo aerobico. Si tratta, per esempio, di camminare a passo sostenuto, correre, andare in bicicletta, nuotare, fare sci di fondo, andare in canoa, pattinare, ballare e ogni altra attività di intensità moderata, modulata secondo le proprie capacità e prolungata. Il termine «aerobico» indica che l'organismo, per produrre energia in questo tipo di esercizio, utilizza ossigeno attraverso una serie di reazioni biochimiche che richiedono tempi adeguati (oltre 20 minuti) per portare al pieno funzionamento il sistema energetico.

L'esercizio aerobico va praticato con costanza per consolidare i meccanismi di adattamento dell'organismo, in particolare del sistema cardiocircolatorio e per rendere persistenti i numerosi effetti benefici.

Secondo messaggio

Meglio l'attività fisica aerobica o quella di rafforzamento muscolare? La risposta è semplice: entrambe, perché associarle apporta ulteriori benefici rispetto al privilegiare una sola delle due.

L'esercizio muscolare migliora le capacità di attività motoria, aiuta la stabilità delle articolazioni, sostiene la postura.

Come si avrà modo di approfondire, l'abbinamento di attività aerobica con esercizi di rafforzamento muscolare si è dimostrato efficace, per esempio, per aumentare sensibilità e funzionamento dei recettori cellulari per l'insulina. Non dobbiamo considerare il muscolo semplicemente uno strumento meccanico per effettuare movimenti e sforzi fisici o, come interpretato da alcuni, un mero attributo estetico, bensì anche un vero e proprio organo dal cui efficace funzionamento derivano benefici metabolici diffusi nell'organismo.

Terzo messaggio

Nella letteratura scientifica che tratta il nesso tra esercizio fisico e salute, un concetto puntualmente richiamato è quello di «efficienza fisica» (*physical fitness*). Con questa espressione si intende una serie di caratteristiche che la persona possiede o raggiunge, relative alla capacità di svolgere attività fisica (per esempio velocità, forza, resistenza, flessibilità eccetera); nel nostro caso faremo riferimento in particolare all'efficienza fisica cardiorespiratoria, che corrisponde alla capacità del corpo di far fronte in maniera duratura allo sforzo fisico.

A titolo esemplificativo, facciamo riferimento alle conclusioni di uno studio longitudinale di Steven N. Blair e collaboratori, protratto per oltre trent'anni, durante i quali sono stati seguiti oltre ventimila uomini e oltre settemila donne con una serie di esami medici comprensivi di test da sforzo massimale per la valutazione dell'efficienza cardiorespiratoria. Al termine dello studio, le persone (donne e uomini) con un *basso* livello di efficienza fisica presentarono un tasso di mortalità più elevato, mentre a un *discreto* livello di efficienza fisica si associò un tasso di mortalità inferiore (in misura molto significativa). Infine, un'ulteriore riduzione del tasso di mortalità (ma in misura molto meno significativa) si registrò per coloro che avevano un *elevato* livello di efficienza fisica. Se ne deduce che, in generale, l'obiettivo non è quello di diventare tutti degli atleti, ma di mantenere un discreto livello di efficienza fisica per ridurre i rischi di patologia e allungare la speranza di vita.

Molti altri articoli si soffermano sull'argomento «efficienza fisica»: in uno di questi per esempio, a significare l'importanza del concetto, si conclude che un uomo grasso, ma in buone condizioni di efficienza fisica, presenta rischi inferiori rispetto a un soggetto magro, ma in scarse condizioni di efficienza fisica.

I benefici dell'esercizio fisico

L'esercizio fisico fa funzionare meglio l'organismo e previene l'insorgenza delle MCNT; qualora fossero già insorte, può comunque rallentarne l'evoluzione e allontanare le complicanze. Pertanto l'esercizio fisico, se adeguato e ben condotto, è considerato preventivo e finanche terapeutico.

Con questa premessa, passiamo in rassegna una serie di malattie e disturbi che traggono beneficio dall'attività fisica. In altre parole, proviamo a rispondere alla domanda: perché fa bene fare esercizio fisico?

Malattie cardiocircolatorie

L'esercizio fisico agisce contro i quattro «killer» dell'apparato cardiocircolatorio: ipertensione arteriosa, dislipidemie, sedentarietà, fumo.

Un effetto fondamentale dell'esercizio fisico è quello di migliorare l'efficienza dell'apparato cardiocircolatorio.

Il maggiore flusso di sangue che ne deriva si traduce in un maggiore flusso a livello muscolare e determina l'aumento del numero dei capillari pervi (permeabili) e un aumento delle dimensioni dei vasi, a partire da quelli più piccoli.

Ipertensione arteriosa

L'aumento del diametro dei vasi sanguigni, la riduzione della vasocostrizione, l'incremento di alcune sostanze a effetto vasodilatatorio, sono tutti effetti indotti dall'esercizio fisico aerobico che portano a una diminuzione delle resistenze vasali periferiche con la conseguenza che – come in qualsiasi sistema idraulico – nel nostro albero circolatorio si riduce la pressione arteriosa. L'esercizio aerobico, pertanto, riduce l'incidenza dell'ipertensione arteriosa e ne favorisce il controllo, come indicato da numerosi ed estesi studi epidemiologici che indicano un rapporto inverso tra livelli di pressione arteriosa e livelli di attività fisica aerobica praticata.

Del resto, forse sarà capitato anche a voi di conoscere persone che, intraprendendo un graduale e moderato esercizio di tipo aerobico (correre lentamente, camminare a passo rapido per distanze prolungate...), sono riuscite a eliminare o ridurre il farmaco ipotensivo che assumevano.

Malattia ischemica delle coronarie e infarto

L'esercizio fisico aerobico determina un maggiore flusso di sangue che va a ridurre, e talora a normalizzare, le alterazioni sulle pareti dei vasi sanguigni, responsabili dell'aterosclerosi.

L'esercizio fisico migliora la prestazione cardiorespiratoria globale, aumenta le capacità di adattamento allo sforzo, ha effetti positivi su glicemia, colesterolemia e, come detto, pressione arteriosa, tutti aspetti importanti per la malattia in questione.

In uno studio del 2003, la Società europea di cardiologia ha scritto che gli uomini di mezza età che hanno già sofferto di un infarto miocardico dovrebbero compiere attività fisica di tipo aerobico a moderata intensità come minimo per 30 minuti al giorno. Basterebbe questo a ridurre il rischio di mortalità cardiaca di circa il 20-30%: non è certo poco!

Scompenso cardiaco

Molte malattie cardiovascolari conducono a forme di scompenso cardiaco di varia gravità. È una condizione nella quale il cuore affaticato non riesce più a fornire prestazioni adeguate alle esigenze dell'organismo e, quindi, sufficiente ossigeno agli organi periferici.

I pazienti affetti da scompenso cardiaco hanno di base una ridotta tolleranza allo sforzo, che va contrastata. L'esercizio fisico aerobico, come terapia non farmacologica dello scompenso cardiaco, è raccomandato dalle società cardiologiche sia europee sia americane, al fine di migliorare la capacità funzionale, i sintomi e la qualità della vita, con relativo aumento dell'autonomia funzionale.

Vasculopatie periferiche degli arti inferiori

L'esercizio fisico aerobico è un importante fattore preventivo e terapeutico per le malattie vascolari degli arti inferiori. La riattivazione della circolazione periferica fino al coinvolgimento dei più piccoli capillari, la possibilità di sviluppo di circoli collaterali, l'azione di pompa muscolare, l'aumento del tono venoso, la maggiore ossigenazione dei tessuti sono tutti effetti positivi apportati dall'esercizio fisico alle arterie e alle vene delle gambe.

In questi casi, però, è necessaria un'attività fisica aerobica regolare, graduale, moderata e ben modulabile. In particolare, i movimenti ritmici della caviglia con appoggio plantare completo, le contrazioni muscolari dinamiche, accompagnate da una respirazione regolare e profonda e da un movimento armonioso del corpo, fanno del cammino l'attività aerobica ideale.

In caso di arteriopatie degli arti inferiori, con il peggioramento dello stadio della malattia bisogna svolgere le attività con la supervisione di esperti, in modo da rapportare intensità e modalità di esercizio alla situazione clinica personale. In caso di insufficienza venosa, gli effetti dell'esercizio fisico sono altrettanto positivi e, di nuovo, camminare è l'attività migliore, perché riattiva la pompa venosa, aiuta il sangue a vincere la forza di gravità e a risalire verso l'alto, contribuendo a ridurre o risolvere ristagni di sangue e linfa.

Per i motivi esposti finora, il cammino è positivo anche per la cellulite che, pur non essendo propriamente una malattia, pone comunque dei problemi ed è favorita dalla sedentarietà.

Sovrappeso e obesità

In Italia, nel 2015, più di un terzo della popolazione adulta (35,3%) è in sovrappeso, mentre una persona su dieci è obesa (9,8%); complessivamente, il 45,1% dei soggetti di età uguale o superiore a 18 anni è in eccesso ponderale. Nelle regioni meridionali la prevalenza di persone maggiorenni obese e in sovrappeso è più alta rispetto a quelle settentrionali.

La percentuale di popolazione in eccesso ponderale cresce con l'aumentare dell'età: il sovrappeso passa dal 14% della fascia di età 18-24 anni al 46% tra i 65-74 anni, mentre l'obesità passa dal 2,3% al 15,3% per le stesse fasce di età.

Secondo il sistema di sorveglianza sanitaria OKkio alla Salute, che rileva i dati relativi a sovrappeso e obesità nei bambini delle scuole primarie (6-10 anni), il 20,9% dei bambini è in sovrappeso e il 9,8% è obeso, di cui il 2,2% in modo grave. Anche in questo caso le percentuali sono più elevate nelle regioni meridionali e centrali.

Al di là dei vari fattori che danno origine a condizioni di sovrappeso e obesità (genetici, psicosomatici, dietetici, familiari, di genere, anagrafici eccetera), un fatto è assodato: nella immaginaria bilancia dell'equilibrio calorico se sul piatto delle «entrate» non facciamo mancare mai nulla e, anzi, aggiungiamo continuamente qualcosa, mentre sul piatto delle «uscite» non mettiamo mai niente, lo squilibrio, quindi l'aumento di peso, è inevitabile e peggiora con il tempo.

L'esercizio fisico agisce sulle «uscite» caloriche e favorisce in particolare la riduzione del tessuto adiposo addominale, quello più pericoloso per la salute. Ultimamente si dà molta importanza alla misura del girovita più che all'indice di massa corporea (abbreviato in BMI, dall'inglese *Body Mass Index*, ovvero il rapporto tra il peso, espresso in chilogrammi, e la statura al quadrato, espressa in metri). Il girovita si correla bene con il grasso viscerale, inteso come grasso localizzato in sede profonda – appunto viscerale – che va a determinare un addome gonfio e teso.

Si tratta di un indicatore di rischio metabolico e cardiovascolare. Infatti il grasso addominale viscerale è ritenuto responsabile della produzione di diverse sostanze pro-infiammatorie che predispongono a malattie del cuore e della circolazione, diabete tipo 2, sindrome metabolica, alcune forme di cancro eccetera. Il girovita è considerato «normale» fino a 93 cm nell'uomo e a 79 cm nella donna; è «a rischio moderato» tra 94 e 101 cm nell'uomo e tra 80 e 87 cm nella donna; è «a rischio molto aumentato» per valori superiori a 101 cm nell'uomo e a 87 cm nella donna. Il girovita non offre informazioni in più rispetto al BMI in soggetti con obesità severa e BMI maggiore di 35.

L'esercizio fisico aerobico – ancor più quando accompagnato da una dieta adeguata – è efficace nel ridurre la circonferenza del girovita addominale e di conseguenza i suoi effetti negativi. È stato calcolato che per ogni centimetro di girovita ridotto, si abbassa il rischio metabolico e cardiovascolare di circa il 5%.

Un esercizio di moderata o lieve-moderata intensità, ma di lunga durata, favorisce il calo ponderale perché determina un consumo prevalente dei grassi dell'organismo come substrato energetico e garantisce un dispendio energetico significativo.

È importante la distanza percorsa, ad andatura costante, in modo da svolgere un'attività aerobica continuata. Quanti più minuti continuativi si arriveranno a impegnare, e soprattutto quanta più distanza verrà percorsa, tanto maggiori saranno gli effetti.

Per le persone non sedentarie, già allenate all'attività fisica, è possibile alternare al cammino spedito delle fasi di corsa lenta.

Dislipidemie

La dislipidemia è la condizione caratterizzata da alterazioni nella quantità di lipidi circolanti nel sangue, in particolare del colesterolo e dei trigliceridi.

L'esercizio fisico di tipo aerobico abbassa il livello dei trigliceridi nel sangue in tempi rapidi.

Inoltre eleva il colesterolo HDL, il cosiddetto «colesterolo buono», così chiamato perché ha la proprietà di trasportare un'altra tipologia di colesterolo (denominato LDL) dalle placche ateromatose, tipiche espressioni dell'aterosclerosi. Un basso livello di colesterolo HDL aumenta il rischio per le malattie cardiovascolari e, secondo alcuni, è implicato anche nell'insorgenza di altre malattie, tra cui il cancro. Bastano pochi mesi di attività fisica per aumentarne il livello nel sangue, mentre l'abbassamento del colesterolo totale e del colesterolo LDL richiede molti mesi di esercizio costante.

Diabete di tipo 2

Si tratta di una malattia caratterizzata dall'incremento della glicemia (ovvero del valore di glucosio nel sangue). Il diabete di tipo 2 è detto anche non insulino-dipendente perché fondamentalmente è trattato senza ricorrere all'insulina, bensì con farmaci antidiabetici orali. Negli ultimi anni, in rapporto alla sua crescita nel mondo, si è persino usata l'espressione di «pandemia» (sebbene tale termine vada utilizzato in caso di malattie contagiose): 3.200.000 le persone affette da diabete in Italia nel 2016 (dati ISTAT); 52 milioni nella

Regione Europea e 422 milioni nel mondo (secondo l'OMS). La diffusione è in crescita: in Italia è quasi raddoppiata in trent'anni, dal 2,9% della popolazione nel 1980 al 5,3% del 2016. L'OMS stima che i decessi nel mondo per diabete risulteranno raddoppiati tra il 2005 e il 2030.

Il diabete tipo 2 si verifica quando nei tessuti periferici (muscolo, fegato, tessuto adiposo eccetera) diminuisce la sensibilità delle cellule all'azione dell'insulina (insulino-resistenza), l'ormone che favorisce l'assorbimento del glucosio nelle cellule stesse: di conseguenza il glucosio entra con maggiore difficoltà nelle cellule per essere trasformato in energia e il suo livello nel sangue aumenta. L'organismo risponde incrementando la produzione di insulina, ma col tempo non riesce più a farlo e si arriva a una carenza relativa di secrezione di insulina.

L'esercizio fisico aerobico aumenta la sensibilità dei recettori periferici dell'insulina, diminuendo così il tasso di glicemia. Dall'abbassamento della glicemia deriva una riduzione di secrezione di insulina nonché della sua presenza in circolo e questo fatto innesca altri effetti metabolici positivi, a partire da una maggiore mobilizzazione di acidi grassi dal tessuto adiposo e da una maggior capacità del muscolo di utilizzare come fonte di energia gli acidi grassi, rimuovendoli così dal circolo ematico. Ne consegue un effetto benefico anche per il metabolismo lipidico che è molto importante considerando che obesità e sedentarietà fanno parte dei principali fattori di rischio di questa malattia.

Il diabete ha costi sociosanitari elevatissimi (8-9% del budget sanitario totale), in particolare a causa delle sue complicanze. L'assistenza e la cura del diabete migliorano progressivamente (mortalità ridotta del 20% negli ultimi dieci anni), ma è fondamentale incentivare le attività di prevenzione.

L'esercizio fisico ha un forte significato sia preventivo che terapeutico per il trattamento del diabete di tipo 2.

Fumo

Chi decide di smettere di fumare e non ci riesce non è una persona debole: deve fare i conti con gli effetti di sostanze contenute nel fumo, come la nicotina, che provocano sensazioni di benessere e modulazione dell'umore attraverso l'attivazione di neuroni posti in specifiche aree del cervello capaci di produrre determinati neurotrasmettitori cerebrali, in particolare la dopamina.

L'esercizio fisico, però, determina effetti per certi versi analoghi e può compensare la mancanza di nicotina: libera endorfine e altri neurotrasmettitori cerebrali (dopamina, serotonina eccetera), determinando sensazioni di benessere psicofisico. Esso inoltre può distrarre dalle difficoltà derivate dalla cessazione del fumo.

Infine lo sport richiede un'efficienza respiratoria soddisfacente per chi lo pratica, per cui non è certo raro osservare che coloro che si applicano ad una forma di esercizio fisico sono poi maggiormente portati a evitare il fumo per poter svolgere meglio la pratica sportiva intrapresa. Per questi motivi l'attività fisica viene sempre più spesso inserita nei programmi di disassuefazione dal fumo.

Cancro

Le persone che svolgono regolare attività fisica aerobica hanno un rischio inferiore di sviluppare alcune tipologie di cancro rispetto a quelle che conducono una vita sedentaria. Gli studi hanno portato risultati indiscussi, in particolare per il cancro del colon (rischio inferiore del 30-40%), per il cancro dell'utero a livello endometriale (20-40%) e per il cancro della mammella dove gli studi sono tutti concordi nell'affermare la riduzione del rischio, anche se con percentuali molto variabili (dal 20 all'80%). Alcuni studi presentano evidenze significative per il cancro del polmone (riduzione del rischio fino al 20%, ma tenendo presente che il fumo diminuisce o annulla gli effetti preventivi dell'esercizio fisico) così come per il cancro della prostata, nel cui caso, sebbene le osservazioni non siano univoche, si è dimostrato un rallentamento della progressione della malattia in uomini che praticano un'attività sportiva intensa con regolarità.

Un recente articolo scientifico, riguardante una ricerca condotta su 1.400.000 abitanti di Europa e Stati Uniti, descrive le osservazioni fatte sul rapporto tra attività fisica svolta nel tempo libero e minore rischio di ammalarsi di cancro. La conclusione è che coloro che praticano attività fisica (da moderata a vigorosa) ha il 7% di probabilità in meno di ammalarsi. In un quarto delle 26 tipologie di neoplasia esaminate la percentuale in questione sale oltre il 20%.

L'esercizio fisico moderato, adeguato alle condizioni del singolo soggetto, è stato connesso anche con la riduzione significativa del rischio di recidive per alcuni tumori.

Inoltre l'attività fisica migliora la qualità della vita, aumentando l'efficienza fisica e la capacità motoria, riducendo la sensazione di affaticamento e contrastando situazioni di ansia o depressione, l'insorgenza e lo sviluppo di altre patologie metaboliche esercizio-sensibili (a cominciare da malattie cardiovascolari, diabete, sovrappeso, obesità), che possono incombere per via dell'assunzione di uno stile di vita molto meno attivo o per effetto di alcuni farmaci da assumere.

L'esercizio fisico non può in alcun modo sostituire le terapie delle patologie oncologiche, però è ormai considerato parte integrante del trattamento preventivo-terapeutico.

Osteoporosi

Questa malattia è caratterizzata dalla riduzione di massa ossea e dalla rarefazione della microarchitettura della trama del tessuto osseo, con il conseguente aumento del rischio di fratture, specialmente in età avanzata.

Nel continuo lavoro di erosione e riassorbimento da un lato, e di costruzione e calcificazione dall'altro, che caratterizza il tessuto osseo, l'esercizio fisico favorisce e stimola i processi di costruzione ossea, a patto che si tratti di attività effettuate contro l'effetto della forza di gravità e che quindi comprendano veri e propri stimoli meccanici sulle ossa. L'azione è specifica e riguarda le ossa interessate dalla contrazione muscolare di quel determinato esercizio. Per esempio, camminare a passo spedito, correre, ballare, fare esercizi ginnici con carico naturale o con pesi, giocare a pallacanestro e altri sport che comprendano attività di corsa, anche a tratti, rappresentano esercizi che stimolano la mineralizzazione. Nuotare è un'ottima attività per migliorare l'efficienza cardiorespiratoria, ma non stimola la calcificazione perché il corpo sostenuto dall'acqua non lavora contro la gravità.

Naturalmente, in caso di osteoporosi importante già in atto bisogna farsi indirizzare dal medico per individuare gli esercizi più opportuni e meno rischiosi.

In realtà la partita contro l'osteoporosi ha una fase cruciale in età giovanile allorché, intorno ai 20-25 anni, si raggiunge il massimo contenuto di tessuto minerale osseo. In questo modo, quanto più elevato risulta il «picco di massa ossea», tanto più l'inevitabile processo di impoverimento avrà ripercussioni limitate negli anni successivi. Anche per questo è necessario che i bambini e i giovani svolgano regolarmente attività fisico-sportiva, di intensità elevata almeno tre volte alla settimana, partecipando alle attività scolastiche organizzate, fin dalla scuola materna, e regolandosi su base autonoma nel quotidiano.

Benessere mentale e psicologico

Non dobbiamo mai dimenticare che la salute riguarda in generale il benessere psicofisico: l'attività sportiva rappresenta una stimolazione e un beneficio anche per la mente.

L'esercizio fisico determina una serie di effetti anche per la salute cerebrale:

- l'aumento del flusso sanguigno che comporta un trasporto di ossigeno più adeguato anche per il cervello;
- l'aumento dei livelli di endorfine in notevole quantità e di altri neurotrasmettitori cerebrali (serotonina, dopamina, noradrenalina eccetera) coinvolti nel controllo del tono dell'umore, dell'affettività, dell'ansia, della memoria, dell'attenzione, dell'apprendimento, del dolore e di altre funzioni importanti per mantenere equilibrio psichico ed efficienza mentale;
- l'attivazione di una serie di fattori neurochimici di crescita che contrastano i fenomeni di deperimento che si verificano nel corso degli anni e facilitano i meccanismi di connessione tra le cellule nervose migliorando la funzione cerebrale e la sua qualità;

- l'aumento del fattore neurotrofico cerebrale BDNF (*Brain Derived Neurotrophic Factor*) a cui è stata posta attenzione per la sua azione di sviluppo di nuove cellule nervose e di nuovi collegamenti fra i neuroni, in particolare nella zona dell'ippocampo, un'azione che potenzia i collegamenti tra pensieri, emozioni, abilità motorie.

È come se l'esercizio fisico accrescesse non soltanto i muscoli – come facilmente immaginato nell'opinione comune – ma anche il cervello in termini di plasticità e di efficienza.

Da tutte questi effetti possono derivare una serie di benefici:

- una migliore efficienza della funzione cerebrale in termini di memoria, capacità di apprendimento, ideazione, attenzione, miglioramento delle facoltà e della flessibilità cognitiva;
- effetti preventivi o lenitivi per i disturbi dell'ansia, della depressione, di resistenza e capacità di gestione-risposta relative allo stress, di malattie neurodegenerative come l'Alzheimer e il morbo di Parkinson, del declino cognitivo senile;
- miglioramento del tono dell'umore, dello stato emotivo, sensazione di riacquistata energia.

Pur nella brevità delle osservazioni su questi argomenti, che meriterebbero ciascuno un capitolo a parte, aggiungiamo un'altra riflessione che riguarda il cammino. Non vanno trascurate le ipotesi secondo cui il camminare, in quanto attività fisica caratterizzata da ripetizioni di un gesto motorio con ritmo alternato, possa aumentare le connessioni neurologiche a livello cerebrale anche tra i due emisferi. Ne deriva l'evidenza empirica non soltanto di un effetto ristoratore, ma anche di avere la mente più sgombra, libera e creativa. Capita spesso che dopo una passeggiata sia più facile avere idee, trovare soluzioni, prendere decisioni. Non è un caso che molti scienziati, letterati e artisti abbiano dichiarato di aver avuto le loro migliori intuizioni dopo una bella camminata.

Sarcopenia

La sarcopenia è il processo di perdita di massa, forza e funzioni muscolari che si evidenzia intorno ai cinquant'anni e si acuisce intorno ai settantacinque. Questo fenomeno interessa maggiormente gli arti inferiori in età avanzata, laddove le unità motorie (strutture costituite da una cellula nervosa chiamata motoneurone e dalle fibre muscolari da essa innervate) sono più grandi e quindi la loro perdita funzionale determina danni maggiori. Il mantenimento dell'efficienza muscolare è solitamente un aspetto trascurato, invece va considerato con attenzione dal punto di vista preventivo e salutistico. Per esempio perdere forza in età avanzata, in modo ancora più accentuato per via di una vita sedentaria, può peggiorare la qualità della vita stessa, ridurre la capacità motoria (nello specifico quella di camminare e spostarsi), aumentare il rischio di cadute, anticipare quella fase finale di vita caratterizzata da situazioni di ridotta autonomia o di dipendenza. I muscoli non si limitano a determinare il movimento agendo sulle ossa: danno anche stabilità alle articolazioni, le proteggono da movimenti non fisiologici e traumi, ci permettono di mantenere posture corrette. Muscoli meno forti e meno efficienti portano a progressive riduzioni di funzione, favorendo dolori muscolari e articolari, artrosi e determinate patologie osteo-artro-muscolari (fibromialgie, lombalgia, cervicalgia eccetera). Inoltre la riduzione di efficienza muscolare incentiverà le abitudini sedentarie, con ulteriore riduzione dell'efficienza fisica e aumento del grasso corporeo.

I muscoli sono più importanti di quanto si pensi, anche dal punto di vista metabolico. La loro funzione principale è quella della contrazione muscolare, che si traduce nella realizzazione dei movimenti, ma ai muscoli, quando attivati da un regolare esercizio fisico, viene riconosciuta anche un'importante attività di produzione e rilascio nel sangue di sostanze ad azione antinfiammatoria, dette citochine. Questo meccanismo è importante perché le citochine determinano un'azione di contrasto sugli stati di infiammazione cronica che tipicamente sono associati a molte delle malattie che abbiamo trattato e a tutta una serie di effetti diffusi a vari organi e tessuti concernenti riduzione del grasso viscerale, protezione contro l'insulino-resistenza, contrasto della genesi di cellule tumorali, sviluppo di neuroni e sinapsi a livello cerebrale eccetera.

L'efficienza muscolare viene migliorata con esercizi specifici che coinvolgano parti significative della muscolatura. Questi esercizi, una volta imparati in una palestra gestita da personale qualificato, possono essere poi svolti correttamente anche a casa.

Tuttavia per il benessere dei muscoli è utile anche l'esercizio fisico aerobico: recentemente alcuni ricercatori hanno riscontrato che molte persone con lombalgia cronica, dopo avere svolto con regolarità questo tipo di esercizio, hanno segnalato una diminuzione significativa dei propri disturbi. Una buona condizione aerobica migliora l'efficienza di determinate caratteristiche metaboliche del tessuto muscolare, previene posture improprie determinate dalla fatica muscolare (con minore rischio di lombalgia e infortuni), riduce gli effetti del carico sulla colonna vertebrale, aumenta la produzione di beta-endorfine.

L'esercizio fisico produce salute

Nella gran parte dei casi gli effetti dell'esercizio fisico sono rinforzati dalla dieta, intesa come modo di alimentarsi calibrato in funzione dell'obiettivo da raggiungere.

Il binomio dieta-esercizio fisico non è però imprescindibile in tutte le situazioni, perché diversi effetti dell'esercizio fisico sono indipendenti dalla dieta.

L'elenco delle malattie esercizio-sensibili prese in considerazione nelle pagine precedenti è incompleto, ma dovrebbe riuscire a suggerire la vastità dei benefici dell'esercizio fisico che, attraverso meccanismi ulteriori o in gran parte intrecciati a quelli descritti, riguardano anche l'ambito delle malattie croniche respiratorie, delle malattie osteo-artro-muscolari, dei trapianti, delle dipendenze, delle patologie psichiatriche eccetera. L'esercizio fisico produce salute. Si potrebbe sostenere che l'esercizio fisico sia anche una medicina, se praticato in modo adeguato, per di più con effetti collaterali positivi, perché utilizzandolo per un obiettivo di salute si ottengono nel contempo vantaggi anche su altri versanti.

Questa analogia, pur tra due entità concettualmente diverse per i molti altri significati annessi, suggerisce che l'esercizio fisico, come ogni medicina, deve essere «assunto» correttamente in termini di tipologia, quantità, frequenza, modalità: un farmaco preso in dosi troppo ridotte non agisce e non serve, in dosi troppo elevate è pericoloso. Anche l'esercizio fisico praticato troppo poco non produce gli effetti descritti poc'anzi; praticato con modalità superiori alle proprie condizioni di forma può fare danni, specialmente in presenza di una malattia cronica. Approfondiremo questo aspetto più avanti.

L'utilizzo dell'esercizio fisico in campo medico è soprattutto prevenzione, ma anche terapia. Può intervenire in tre tipologie di situazione:

- per agire sulle persone sane onde evitare a priori l'insorgenza di MCNT;
- per agire sulle persone che presentano presupposti e fattori di rischio che facilmente portano allo sviluppo di una MCNT, oppure sulle persone nella fase iniziale di una malattia, in modo da controllarla, rallentarla o farla regredire;
- per agire sulle persone con MCNT per rallentarne l'evoluzione, evitare complicanze o recidive, coadiuvare la terapia.

Le ultime due situazioni, a seconda dei casi, richiedono l'intervento di un medico di medicina generale, di uno specialista di MCNT, di un medico dello sport, in forma di consigli, consulenze o percorsi organizzati di prescrizione e somministrazione dell'esercizio fisico al fine di orientare e sviluppare le capacità di scelta, decisione e azione della persona nell'intraprendere e mantenere uno stile di vita attivo. L'evidenza dei rapporti tra esercizio fisico, sport e salute portano a considerare la Medicina dello Sport nei suoi caratteri di importante elemento di collegamento tra prevenzione e numerose discipline mediche, tra ospedale e territorio, per il miglioramento della salute di tutti. Lo studio dell'esercizio fisico è in funzione non solo della tutela della salute degli atleti e del miglioramento della loro prestazione, ma innanzi tutto dell'applicazione dei benefici dell'esercizio fisico alla popolazione nella sua interezza. Altrimenti sarebbe come se, parlando del mondo dell'auto, ci si limitasse a trattare unicamente delle competizioni sportive di Formula 1 e non delle necessità degli altri ben più vasti ambiti automobilistici.

Di conseguenza, in sintonia con gli argomenti della promozione della salute e della prevenzione delle MCNT tramite l'esercizio fisico, questa disciplina andrebbe valorizzata e potenziata, a partire dai corsi di studi universitari fino al Servizio sanitario nazionale.

Le raccomandazioni dell'OMS sui livelli di attività fisica

L'ORGANIZZAZIONE Mondiale della Sanità, coerentemente con una serie di allarmi segnalati nel corso degli anni sui problemi relativi all'inattività fisica, ha pubblicato nel 2010 le raccomandazioni relative ai livelli di attività fisica da praticare per ottenere benefici di salute.

Livelli di attività fisica raccomandati dall'OMS

Per gli adulti (18-64 anni di età)

Per questa fascia di età sono consigliati 150 minuti alla settimana di attività fisica aerobica, di moderata intensità, oppure 75 minuti alla settimana di attività fisica aerobica vigorosa, oppure una combinazione equivalente di attività fisica moderata e vigorosa.

L'attività aerobica dovrebbe essere eseguita in sessioni della durata di almeno 10 minuti.

Per avere ulteriori benefici per la salute bisognerebbe aumentare l'attività fisica aerobica, di intensità moderata, a 300 minuti per settimana, oppure impegnarsi in 150 minuti alla settimana di attività aerobica di intensità vigorosa. Sono poi indicate attività di rafforzamento muscolare per almeno due giorni alla settimana, includendo il maggior numero possibile di gruppi muscolari.

Le raccomandazioni dell'OMS vertono sulla descrizione di tipologia, intensità, quantità dell'attività fisica da praticare con regolarità, partendo dall'obiettivo dei livelli minimi/iniziali di attività fisica da raggiungere. Si può notare che tutti i messaggi derivati dalla letteratura e descritti nei capitoli precedenti convergono nelle raccomandazioni dell'OMS secondo una logica volta a poter scegliere uno stile di vita attivo, non più sedentario, in modo ragionato, con motivazioni consapevoli, ai fini di obiettivi maggiormente precisati.

I parametri indicati sono elaborati in riferimento alla popolazione generale.

Con l'espressione «attività fisica» l'OMS intende qualsiasi forma di movimento determinato dalla contrazione muscolare che comporti un dispendio energetico significativo e comunque superiore a quello delle comuni attività di base. Si fa riferimento alle attività ricreative, legate al tempo libero, collegate al mezzo di trasporto (cammino, bicicletta), a quelle svolte in ambito lavorativo, in ambito domestico, a giochi, sport ed esercizi strutturati in vari contesti.

Per bambini e ragazzi (5-17 anni di età)

Per i giovani sono consigliati almeno 60 minuti al giorno di attività fisica di intensità variabile tra moderata e vigorosa.

Lo svolgimento di attività fisica superiore a 60 minuti fornisce ulteriori benefici per la salute.

La maggior parte dell'attività fisica quotidiana dovrebbe essere aerobica. Dovrebbero essere previste almeno tre volte la settimana attività di intensità vigorosa, compresi esercizi per il rafforzamento di muscoli e ossa. Le attività da proporre a bambini e ragazzi dovrebbero sostenere il naturale sviluppo fisico, essere divertenti e svolte in condizioni di sicurezza.

Le raccomandazioni per i più giovani comprendono livelli di intensità più elevati e pongono attenzione agli aspetti dell'esercizio aerobico, delle attività che garantiscono un buon accrescimento muscolare e osseo e della componente del divertimento.

Per quest'ultimo aspetto occorre riflettere sul fatto che i bambini e gli adolescenti si devono divertire facendo sport; qualsiasi forma di esasperazione della pratica sportiva non correlata all'indole della persona, o certe forme di coinvolgimento precoce negli impegni di un'attività agonistica, potrebbero in alcuni casi eliminare progressivamente la componente del divertimento determinando infine, anziché un'opera di promozione dell'attività sportiva, un motivo di abbandono e allontanamento anche culturale da questa attività: proprio il contrario dell'obiettivo formativo e salutistico che invece ci proponiamo.

Per persone di età superiore ai 65 anni

Per la fascia di età più avanzata la raccomandazione è di 150 minuti alla settimana di attività fisica aerobica, di moderata intensità, oppure 75 minuti alla settimana di attività fisica aerobica di intensità vigorosa, oppure una combinazione equivalente di attività fisica moderata e vigorosa.

L'attività aerobica dovrebbe essere eseguita in sessioni della durata di almeno 10 minuti. Per avere ulteriori benefici per la salute bisognerebbe aumentare l'attività fisica aerobica di intensità moderata a 300 minuti alla settimana, oppure impegnarsi in 150 minuti alla settimana di attività fisica aerobica di intensità vigorosa.

Sono poi indicate attività di rafforzamento muscolare per almeno due giorni alla settimana, includendo il maggior numero possibile di gruppi muscolari.

Sarebbe opportuno svolgere anche attività orientate al miglioramento delle capacità di equilibrio per prevenire le cadute, per tre o più giorni alla settimana.

Coloro che non possono seguire le raccomandazioni devono comunque adottare uno stile di vita attivo rapportato alle proprie condizioni.

Le raccomandazioni per i «meno giovani» sono analoghe a quelle fornite agli adulti, forse anche in rapporto al concetto di età biologica e non meramente anagrafica. Viene aggiunta l'attenzione nei confronti di esercizi e attività che possano migliorare la capacità di equilibrio per ridurre l'evenienza di cadute e contribuire alla prevenzione di fratture ossee che, col progredire dell'età, possono essere più frequenti e più complesse da trattare, in rapporto a fenomeni di rarefazione ossea che abbiamo affrontato poco fa parlando dell'osteoporosi.

Che cosa fare

Per praticare attività fisica in modo adeguato ai fini di trarre benefici per la salute, bisogna anche entrare nell'ottica dell'esercizio fisico, vale a dire una sottocategoria dell'attività fisica quantificata per volume, intensità, frequenza, caratterizzata dal fatto di essere strutturata in maniera ripetitiva e volta a migliorare o a mantenere uno o più aspetti della forma fisica.

Tipologia

Innanzitutto si tratta di dedicarsi a praticare attività fisica di tipo aerobico, di cui abbiamo trattato abbondantemente in precedenza.

Quantità (durata e frequenza)

Naturalmente non bisogna svolgere i 150 minuti di attività fisica aerobica in un solo giorno, ma vanno distribuiti in tutta la settimana, in modo da garantire una pratica regolare: 40 minuti a giorni alterni oppure 20 minuti al giorno oppure 30 minuti al giorno per 5 giorni alla settimana (quest'ultima è l'indicazione più frequente). Sessioni della durata di una decina di minuti lasciano qualche perplessità perché, come abbiamo rilevato nel capitolo precedente, l'attività fisica aerobica si estrinseca al meglio dopo almeno 20 minuti. Tuttavia, l'indicazione è comprensibile in un'ottica di approccio a uno stile di vita più attivo e di sfruttamento di tutte le occasioni che la quotidianità di ciascuno può offrire per essere maggiormente attivo. Le raccomandazioni, del resto, evidenziano che l'aumento della durata delle sessioni di esercizio fisico moderato (fino a 300 minuti complessivi alla settimana) rappresentano il metodo per ulteriori e più significativi benefici dell'esercizio fisico.

Non ci addentriamo nel discorso del conteggio dei passi perché è un argomento sul quale si sovrappongono molte indicazioni diverse, tutte apparentemente valide: 2.000 passi al giorno, 5.000, 7.000, 10.000... Inoltre, al di là del numero di passi, bisognerebbe capire come vengono effettuati.

A tal proposito sono anche stati indicati alcuni parametri (3.000 passi in 30 minuti, 5.000 passi in 50 minuti, 100 passi al minuto), tutti controllabili con contapassi avanzati muniti di diverse funzioni o con specifiche applicazioni per smartphone.

Intensità

Bisogna raggiungere un'intensità di esercizio moderata. A proposito di questo argomento, è necessario chiarire la terminologia. L'esercizio fisico o l'attività sportiva possono essere svolti con livelli diversi di intensità: lieve, moderata, elevata-vigorosa.

Analizziamoli nello specifico utilizzando due metodologie, una empirica, l'altra scientifica.

TALK TEST

Se durante lo svolgimento dell'esercizio riesco a conversare scioltamente, addirittura a chiacchierare animatamente, cantare, raccontare barzellette, certamente l'esercizio è di intensità lieve; se riesco a conversare, ma con pacata regolarità, senza accentuazione dei toni (come invece descritto nel primo esempio), allora il mio esercizio è di intensità moderata; se infine giunge il momento in cui preferisco non parlare più per risparmiare il fiato e per le frequenti pause dedicate a respirare al meglio, allora sono arrivato a svolgere un esercizio di intensità elevata-vigorosa.

È stato osservato in laboratorio che questo test permette di fare esercizio con l'intensità prefissata, perché i tre livelli previsti sono correlati con corrispondenti livelli di consumo di ossigeno e di frequenza cardiaca.

FREQUENZA CARDIACA

Stiamo eseguendo esercizi di intensità lieve quando la nostra frequenza cardiaca non supera il 50-55% della massima frequenza teorica la quale, calcolabile con diverse formule anche più precise, nella modalità più pratica e rapida si ottiene da questa semplice operazione: 220 meno gli anni di età (per cui per un cinquantenne la massima frequenza cardiaca teorica corrisponde a 170 battiti al minuto). In realtà questo parametro andrebbe verificato sulla singola persona perché soggiace a molte variabili (caratteristiche organiche personali, livelli di esercizio praticati nella vita, relativo adattamento allo sforzo eccetera), ma in generale si tratta di un dato piuttosto affidabile.

Stiamo eseguendo esercizi di intensità moderata quando la frequenza cardiaca è a livelli del 55-70% della massima frequenza teorica.

Stiamo eseguendo esercizi di intensità elevata-vigorosa quando la frequenza cardiaca è a livelli del 70-85% della massima frequenza teorica.

La frequenza cardiaca può essere rilevata con un cardiofrequenzimetro oppure con il numero di battiti al polso, per esempio contandoli per quindici secondi e poi moltiplicando per quattro.

Con la pratica e l'esperienza si diventa in grado di percepire da sé il livello di intensità dell'esercizio.

Fatta eccezione per atleti molto allenati, e quindi molto abituati a questo tipo di sforzo fisico, andare oltre questi livelli di intensità (85-90%) porta a effettuare sforzi eccessivamente elevati, controproducenti, non confacenti alle nostre finalità di benessere e tali da provocare difficoltà a ripetere esercizio fisico nei giorni successivi.

Efficienza muscolare

L'OMS nelle sue raccomandazioni inserisce un preciso richiamo all'importanza del miglioramento dell'efficienza muscolare. Questo, per quanto reso possibile dalla pratica delle varie attività aerobiche, ma in modo spesso molto prevalente per alcuni gruppi muscolari, richiede esercizi dedicati da effettuare almeno due volte alla settimana, al fine di coinvolgere un maggior numero di gruppi muscolari.

In questo modo si migliora un importante aspetto dell'efficienza fisica, come descritto nel capitolo precedente, si garantisce una valida preparazione ai gesti motori delle attività motorie che verranno scelte e vengono stimolati i benefici metabolici previsti anche con questa attività di rafforzamento muscolare.

La «formula magica» è quella di abbinare attività aerobica ed esercizi per il miglioramento dell'efficienza muscolare.

Regolarità

Il programma di esercizio fisico, per produrre benefici, deve essere costante in termini di frequenza delle sedute (non più di due giorni senza fare esercizio) e di durata del programma, nel senso di non presentare interruzioni prolungate, altrimenti si deve ricominciare da capo. Dopo due settimane sono già presenti riduzioni degli effetti acquisiti; dopo 4-12 settimane, a seconda delle caratteristiche del soggetto e del periodo di continuità del programma di esercizio fisico interrotto, i benefici cardiorespiratori regrediscono di circa il 50%. Pertanto è necessario entrare nell'ottica di avviare un programma che, pur senza assilli, dovrà diventare parte delle nostre abitudini di vita, seppure con gli adattamenti talora imposti dagli impegni quotidiani di ognuno.

Gradualità

Bisogna fare le cose gradualmente, poco per volta, specialmente se si proviene da un periodo di inattività o, a maggior ragione, per chi è sedentario da lunga data. Anche chi ha un passato da sportivo, anche a livello agonistico, ma ha smesso l'attività da alcuni anni, deve riprendere gradualmente e non fare riferimento alle prestazioni di un tempo. Ci sarà modo, nell'ambito di un'attività che deve avere carattere di costanza nel tempo, di aumentare durata e intensità di esercizio poco per volta. Sembra una banalità, eppure la trascuratezza delle persone nei confronti del concetto di gradualità è uno degli elementi che sorprende maggiormente. Sono numerosi i casi di pazienti che, avviati a svolgere le prime sedute di esercizio fisico terapeutico, cercano subito di dilungarsi oltre misura, oppure di ragazzi che, tolto il gesso dopo una lesione ossea, chiedono se possono giocare la prossima partita di calcio, magari sostenuti in questa richiesta da un genitore. Il concetto di gradualità va spiegato frequentemente. Eppure il mondo dello sport di alto livello ci manda messaggi chiari: se una squadra di calcio va in ritiro un mese e mezzo prima dell'inizio del campionato per prepararsi, e inizia poi il campionato proponendosi di dover ancora migliorare a livello di forma fisica, fatti salvi contesto e obiettivi di natura diversa, ci sarà un motivo, così come se un atleta rientra da un infortunio o da una malattia che lo hanno costretto a restare fermo, solitamente viene gestito con dettagliata attenzione valutando la partita più adatta per farlo rientrare, inserendolo per pochi minuti, poi per mezza partita e così via. È nella logica del nostro programma aumentare i livelli di esercizio, in modo da determinare uno stimolo che possiamo definire «allenante» in rapporto alla persona, ma sarà sempre un'operazione eseguita con gradualità.

Obiettivo

I 150 minuti alla settimana dovrebbero essere il primo step. La stessa OMS ci proietta verso i 300 minuti alla settimana al fine di ottenere ulteriori e più completi benefici. Quindi, in maniera graduale, avuto modo di coltivare sempre meglio le possibilità di pratica e abitudine all'esercizio fisico nella nostra vita quotidiana, sarà ancora più benefico ed efficace passare a 150-250 minuti alla settimana e poi, per i più coinvolti, organizzati e agevolati dalle circostanze, ai 300 e oltre minuti. Non bisogna però lasciarsi impressionare da ipotesi con i numeri appena indicati che al momento potrebbero richiamarci alla mente scenari impraticabili, ma che in realtà rappresenteranno possibili obiettivi. Cominciamo con cambiamenti limitati, come quelli proposti a inizio capitolo, organizzabili e realizzabili, secondo il principio della gradualità che si affianca in sostanza agli intenti di una tecnica di approccio di piccoli cambiamenti. Però facciamoli, questi piccoli cambiamenti! È il presupposto fondamentale senza il quale si resta fermi (e sedentari). Dai piccoli cambiamenti si potrà giungere a quel punto preciso che innesta la soddisfazione, la consapevolezza dei benefici, lo spontaneo intento di proseguire e progredire. In caso di bisogno possiamo chiedere aiuto al nostro medico per consigli, consulenze e indicazioni più appropriate.

Per aumentare la durata della nostra attività fisica si può ricorrere alle occasioni (peraltro da coltivare con un minimo di attenzione) fornite dalla quotidianità: fate dell'eventuale pausa pranzo un'occasione per una camminata all'aperto, non servitevi sempre dell'automobile per qualsiasi spostamento, anzi provate a passare a un mezzo alternativo come camminare o prendere la bicicletta, specialmente se il percorso casa-lavoro è sempre lo stesso, non evitate di fare un paio di piani di scale, cogliete l'occasione di spostarvi da un ufficio all'altro anziché restare seduti e telefonare, parcheggiate un po' più lontano senza pretendere di trovare un posto auto esattamente di fronte alla vostra destinazione, prediligete attività ricreative attive, utilizzate le vacanze per fare più movimento, fate giardinaggio se abitate in un luogo che si presta eccetera.

Il consiglio, però, è anche quello di prevedere e impostare una quantità di esercizio fisico programmato in determinati tempi, individuati nella settimana. Altrimenti c'è il rischio per alcuni, o forse per molti, di finire con il non fare quasi niente a causa delle varie incombenze. Vi è poi modo di integrare ulteriormente queste occasioni.

Tecnica

È importante imparare la corretta tecnica di esecuzione per i vari esercizi che si svolgono, al fine di ottimizzare l'attività praticata ed evitare sovraccarichi o piccoli infortuni. Ne parleremo diffusamente più avanti, anche a proposito del fitwalking. Questo aspetto è ancora più importante per gli esercizi ginnici di rafforzamento muscolare, anche in rapporto a eventuali punti deboli che ciascuno può avere. A tal fine è indicata la frequentazione di una palestra, anche per un periodo di 1-3 mesi, a seconda del grado di preparazione iniziale, dopo di che sarà più facile e sicuro eseguire gli esercizi per conto proprio.

PENSARE E AGIRE

Le raccomandazioni per raggiungere livelli di attività fisica adeguati per trarre benefici per la propria salute sono semplici e realizzabili per chi è già motivato. In altri casi, può essere necessario metabolizzare (mentalmente) i vari suggerimenti oppure aspettare l'arrivo di circostanze meno sfavorevoli, poi a un certo punto occorre entrare in azione, anche con piccoli cambiamenti iniziali che potranno evolvere nella direzione di obiettivi consapevoli e raggiungibili per sentirsi più in forma, per recuperare una migliore efficienza fisica e per aiutare attivamente la nostra salute.

Fare esercizio fisico per dimagrire

Non dovremmo pensare di fare esercizio fisico solo per dimagrire; i benefici, come abbiamo detto, sono molto più articolati, coinvolgono molteplici aspetti del nostro benessere e risultano spesso entusiasmanti. In certi casi, però, l'esigenza primaria è davvero quella di ridurre il peso corporeo e la massa grassa. Con determinato esercizio costante, la crescita ponderale può essere dovuto anche all'aumento della massa muscolare, il che rappresenta un elemento positivo.

Ai fini della perdita di massa grassa l'esercizio fisico è fondamentale perché pensare di agire unicamente con la dieta (strumento comunque indispensabile) rende l'obiettivo più difficoltoso in quanto è necessario non solo regolare le entrate, ma anche aumentare le uscite caloriche, quelle uscite che la vita sedentaria o inattiva dei nostri giorni ha relegato giornalmente, costantemente, progressivamente a ben poca cosa. Questo è un problema da risolvere.

L'attività fisica necessaria per dimagrire è, come detto, quella aerobica, moderata, prolungata, modulabile (per esempio cammino, corsa, bicicletta, nuoto, sci di fondo eccetera). In questo caso bisogna davvero entrare nella prospettiva di arrivare a svolgere un'attività pienamente aerobica, a intensità lieve-moderata, moderata o a tratti anche moderato-elevata, a seconda della condizione atletica della persona. Dovrà essere però un'attività protratta e continuativa, pur arrivandoci con tutta la gradualità richiesta dal singolo caso.

L'attività prolungata con intensità lieve-moderata permette di ricorrere in modo particolare alla fonte energetica aerobica lipolitica che utilizza in prevalenza i grassi e favorisce le modificazioni dell'assetto lipidico, come spiegato nel primo capitolo.

La finalità è quella di saper distribuire l'intensità di esercizio in modo da arrivare a percorrere, poco per volta nel susseguirsi delle sedute, distanze sempre più lunghe, allo scopo di attuare il maggior consumo calorico possibile.

Quindi, per puntare alla riduzione del tessuto adiposo, dobbiamo andare oltre le raccomandazioni sui livelli minimi di attività fisica: i risultati più evidenti sono previsti quando si svolgono 150-250 minuti alla settimana e ancor più con 250-400 minuti alla settimana.

Se avete scelto la camminata, considerate che i fattori basilari sono l'intensità e la durata dell'esercizio.

Quanto più continuativa sarà l'attività e quanta più distanza verrà percorsa, tanto maggiori saranno gli effetti. Infatti è la quantità di esercizio a determinare i risultati in termini di calorie bruciate e controllo e riduzione della massa grassa, nonché di altri effetti metabolici descritti nei capitoli precedenti.

In relazione a tutti questi aspetti, la conoscenza della tecnica del fitwalking permette di trovare cadenza e andatura efficaci e consone alle possibilità di ciascuno.

Anche in questo caso è utile l'attività di rafforzamento muscolare perché permette di preparare l'apparato osteo-artro-muscolare a sostenere l'attività aerobica che verrà svolta, fornisce maggiore stabilità alle articolazioni, inoltre, come altre attività di esercizio fisico, aumenta il dispendio energetico e contribuisce al possibile aumento del metabolismo basale, vale a dire di quella quantità di energia che il nostro organismo continua a bruciare in condizione di riposo.

Il controllo medico

Per camminare o fare attività fisica in genere non bisogna per forza farsi autorizzare da un medico, dal momento che, come abbiamo sostenuto finora, sono attività che dovrebbero naturalmente far parte della nostra vita. Tuttavia, nei casi in cui si provenga da un lungo periodo di inattività fisica privo di controlli medici, vi sia presenza di particolari aspetti sanitari o di fattori di rischio da tenere in considerazione, si abbia una malattia cronica (seppure in forma stabile e iniziale), è bene rivolgersi al proprio medico curante per ricevere consigli e indicazioni ed eventualmente al medico dello sport per approfondimenti. Quest'ultimo può segnalare eventuali controindicazioni relative alla pratica di una particolare tipologia di esercizio; inoltre il test da sforzo della visita medico-sportiva può servire a valutare anche il livello di efficienza fisica della persona e le conseguenti modalità di esercizio fisico più adeguate.

La valutazione medico-sportiva clinica e funzionale (vale a dire relativa alle capacità di adattamento allo sforzo) ha un significato specifico ulteriore in caso di persona con malattia cronica, specie se non più in fase iniziale, come vedremo in seguito.

Perché il fitwalking

Parecchi anni fa venne nel mio studio per gli accertamenti della visita medico-sportiva di idoneità un dirigente d'azienda che mi diede subito l'impressione di persona molto impegnata e determinata a essere sempre efficiente.

Alla domanda su quali attività praticasse, mi rispose con fare asciutto e quasi irritato la corsa, che altro? Poi, riprendendosi e con modi più equilibrati e un poco più aperti, mi spiegò che nel suo lavoro doveva spostarsi tutte le settimane da una città all'altra, spesso all'estero, per cui aveva deciso che avrebbe privilegiato quella attività fisica. Arrivava in albergo, si vestiva in tenuta sportiva, usciva a correre per 20-30-40 minuti (secondo le possibilità di tempo dettate dagli impegni), rientrava, doccia ed ecco, sicuramente in meno di un'ora aveva svolto la sua seduta atletica ed era di nuovo pronto per gli impegni lavorativi.

Già interessato all'utilizzo dell'esercizio fisico in ambito sanitario, pensai che quello era il paradigma di soluzione da proporre alle persone (quasi tutte) che dichiarano di non avere mai tempo per svolgere attività sportiva. Certo però, avendo in mente di proporre e organizzare programmi di esercizio prima di tutto per chi non ne faceva per nulla o lo faceva in modo del tutto episodico, magari con un passato di «sedentario storico», aggiunsi immediatamente che non sarebbe stato facile né opportuno proporre la corsa a queste persone perché, al di là dei vari procedimenti di gradualità, richiede da subito una certa dose di intensità e impegno, e può determinare dolori o infortuni più facilmente in organismi impreparati dopo periodi protratti di inattività fisica.

D'altra parte l'invito generalizzato al cammino, che già allora era diffuso, mi lasciava perplesso perché avevo visto sovente che le persone in realtà finivano per camminare come quando vanno a fare shopping, con interruzioni continue, soste o vistosi rallentamenti dedicati a raccontare, discutere, scherzare... Ferma restando l'importanza della socializzazione e dell'aggregazione, che tipo di dispendio energetico ne sarebbe derivato e con quali effettivi benefici metabolici?

Poco tempo dopo, durante un convegno, ascoltai Maurizio Damilano descrivere la tecnica e le caratteristiche del fitwalking, e ritenni di avere trovato la soluzione. Nel 2008 cominciai quindi i programmi di promozione dell'attività fisica nell'ambiente di lavoro e di utilizzo dell'esercizio a fini preventivo-terapeutici nelle malattie croniche esercizio-sensibili, attraverso il fitwalking, all'interno dell'Azienda sanitaria locale di cui faceva parte il servizio di Medicina dello Sport da me diretto.

Le caratteristiche specifiche del fitwalking

Teniamo a mente tutte le caratteristiche che deve avere un esercizio fisico adeguato come le abbiamo descritte nei capitoli precedenti, e procediamo con una serie di osservazioni.

Il fitwalking è un'attività motoria di tipo aerobico che può essere praticata da tutti. Prevede una tecnica, di facile approccio ma indispensabile per imparare a camminare bene (nella vita ci insegnano di tutto, ma non a respirare e a camminare bene). Tale tecnica permette di camminare più efficacemente, più velocemente, con possibilità di avere maggiori dispendi energetici ed effetti metabolici.

Non richiede attrezzature, impianti o ambienti particolari.

Non sovraccarica colonna vertebrale, anche, ginocchia o caviglie, perché non contempla la «fase di volo», quel breve intervallo in cui il nostro corpo si trova sospeso da terra come invece accade nella corsa, con relativi sovraccarichi nella situazione – ripetuta migliaia di volte – di impatto sul terreno.

Può essere praticato a ogni età, ed è ben modulabile nella sua intensità: il praticante impara in fretta a rendersi conto delle diverse velocità di percorrenza, dai 4-5 ai 6-7 km/h.

* * *

In base a queste caratteristiche il fitwalking si rivela adeguato per una serie di utili applicazioni:

- è aderente ai criteri previsti dalle raccomandazioni dell'OMS a proposito di tipologia e modalità di esercizio;
- può essere proposto indistintamente a tutti per le sue caratteristiche di facile approccio e di agevole coinvolgimento;
- può essere utilizzato come esercizio fisico terapeutico nei pazienti con MCNT per i medesimi motivi e, in particolare, perché consente un'intensità di lavoro ben modulabile e non richiede abilità particolari.

La letteratura scientifica sostiene l'importanza del cammino rispettando le raccomandazioni relative a regolarità e intensità della pratica e alle distanze percorse.

Uno studio condotto e pubblicato nel 2013 da Paul T. Williams e Paul D. Thompson su 33.060 podisti e 15.945 camminatori, ha riscontrato che dispendi energetici equivalenti derivati dalla pratica di esercizio fisico moderato (cammino spedito) o vigoroso (corsa) producono analoghe riduzioni del rischio per ipertensione arteriosa, ipercolesterolemia, diabete mellito e malattia delle coronarie. Anzi, in qualche caso gli effetti del cammino spedito sono risultati anche superiori.

La riduzione del rischio per la malattia coronarica richiede ulteriori approfondimenti per essere stabilita in modo conclusivo.

Pertanto il cammino risulta efficace in particolare quando viene praticato con passo spedito e per durata e distanza adeguate, tali da determinare un dispendio energetico significativo. È importante arrivare a percorrere gradualmente la distanza più lunga possibile, diventando capaci di distribuire l'intensità di esercizio secondo le proprie capacità personali. Queste caratteristiche vengono agevolate dalla conoscenza e dalla pratica del fitwalking, che risulta uno strumento molto utile in quanto rappresenta l'espressione del «walking» votato alla più corretta tecnica e al raggiungimento di una migliore efficacia ed efficienza.

La certificazione medico-sportiva: sì, no, quando?

In precedenza si è detto che per svolgere tipologie naturali di attività fisica non occorre per forza farsi controllare dal proprio medico. Potrebbe ora sembrare contraddittorio il raccomandare di farsi visitare da un dottore prima di fare attività fisica. Certamente, quando si passa dalla nostra naturale attività fisica a quella sportiva con caratteri di intensità sempre più elevata, in modo continuativo e sistematico, in un contesto organizzato che comprende determinati obblighi e obiettivi, la tutela della salute assume un ruolo fondamentale per proteggere da effetti negativi derivati da potenziali punti deboli della persona praticante sport agonistico o da pratiche sportive condotte in modo scriteriato. Per questo, in Italia, il Legislatore ha previsto in primo luogo, fin dal 1982 (D.M. del ministero della Sanità, 18 febbraio 1982), la visita di idoneità allo sport agonistico.

Diventa poi difficile definire quella variegata fascia di esercizio fisico compresa tra una effettiva attività sportiva agonistica e una generica attività fisica. In quest'ultimo caso, è importante sapere se tale attività viene svolta per conto proprio o all'interno di un'organizzazione e pertanto sotto la responsabilità di terzi.

Già dal 1983 lo Stato ha previsto un sistema di tutela sanitaria anche per le «attività sportive non agonistiche» (D.M. del ministero della Sanità, 28 febbraio 1983) – che è stato successivamente rivisto dal ministro della Salute Renato Balduzzi che nel 2013 si pose il problema di riorganizzare la tutela sanitaria delle attività sportive non agonistiche, verosimilmente partendo dal logico presupposto di non poter considerare e valutare nello stesso modo, in questo ambito di attività, il podista settantenne impegnato anche in manifestazioni non competitive, il pari età che partecipa a un gruppo di cammino e il giovane che si iscrive in palestra per fare un po' di generica attività ginnica. Ne derivò una serie di dettagliate disposizioni piuttosto articolate (comprensive dell'obbligo di sottoporsi a un elettrocardiogramma a riposo nella maggior parte dei casi), che suscitarono molta agitazione e preoccupazione in diversi ambiti, tanto che solo venti giorni dopo l'emanazione del cosiddetto «decreto Balduzzi», esso venne riveduto e modificato in molte sue parti (a partire dalla revisione dell'obbligo dell'elettrocardiogramma) tramite l'articolo 42 bis della Legge 9 agosto 2013. Oggi la situazione riguardo alla certificazione per attività sportive non agonistiche è la seguente, ricavata dalle *Linee guida di indirizzo in materia di certificati medici per l'attività sportiva non agonistica* presenti nel decreto del ministero della Salute dell'8 agosto 2014 – individuandole in queste tre specifiche situazioni:

a) gli alunni che svolgono attività fisico-sportive organizzate dagli organi scolastici nell'ambito delle attività parascolastiche;
b) coloro che svolgono attività organizzate dal CONI, da società sportive affiliate alle Federazioni sportive nazionali o agli enti di promozione sportiva riconosciuti dal CONI e

che non siano considerati atleti agonisti ai sensi del D.M. del 18 febbraio 1982;

c) coloro che partecipano ai Giochi della Gioventù, nelle fasi precedenti quella nazionale.

La definizione dello sportivo non agonista non è cambiata rispetto a quella del D.M. del ministero della Sanità, 28 febbraio 1983. Essendo evidente le definizioni dei punti *a)* e *c)*, diventa cruciale la descrizione del punto *b)* dove si prevede la certificazione per coloro che svolgono attività organizzate da società sportive affiliate a Federazioni o Enti di promozione sportiva. Secondo il seguente ragionamento, però non applicato comunemente, tenendo presente che si sta trattando non di generiche attività, ma di attività «sportive» non agonistiche, si dedurrebbe che se, per esempio, una persona si iscrive in palestra per praticare generica attività ginnica o ginnastica «dolce», dal momento che non esistono riferimenti a una disciplina sportiva di questo tipo, non ci troviamo più all'interno dell'argomento trattato nel titolo del decreto *Linee guida di indirizzo in materia di certificati medici per l'attività sportiva non agonistica* (al di là che l'attività presa a esempio abbia eventualmente previsto l'iscrizione a una società affiliata) e pertanto non ne deriva la necessità di certificazione.

Chi rilascia il certificato? I certificati di idoneità alla pratica di attività sportiva di tipo non agonistico possono essere rilasciati da:

- medici di medicina generale per i propri assistiti;
- pediatri di libera scelta per i propri assistiti;

- medici specialisti in Medicina dello Sport;
- medici della Federazione medico-sportiva italiana del CONI.

Questi ultimi, pur non essendo specialisti in Medicina dello Sport, dopo aver superato un apposito corso di formazione diventano soci aggregati (non ordinari) della Federazione medico-sportiva italiana acquisendo così anche l'abilitazione per certificare l'idoneità alla pratica di attività sportiva di tipo non agonistico. La visita prevede:

- anamnesi ed esame obiettivo, con misurazione della pressione (visita medica generale);
- elettrocardiogramma a riposo, effettuato almeno una volta nella vita;
- elettrocardiogramma a riposo annuale per coloro che hanno superato i 60 anni di età e che presentano altri fattori di rischio cardiovascolare;
- elettrocardiogramma a riposo annuale per coloro che, a prescindere dall'età, hanno patologie croniche conclamate che comportano un aumento del rischio cardiovascolare.

Il medico, se lo ritiene opportuno, può prescrivere altri esami o il consulto di uno specialista. La validità del certificato è annuale.

Resta in vigore il *Certificato di idoneità alla pratica di attività sportiva di particolare ed elevato impegno cardiovascolare*, già previsto dal «decreto Balduzzi» e mai soppresso. È un documento obbligatorio per i *non* tesserati a federazioni sportive nazionali, a discipline associate, a enti di promozione sportiva che intendano partecipare a manifestazioni non agonistiche o di tipo ludico-motorio di elevato impegno cardiovascolare, come gare podistiche lunghe oltre 20 km, gran fondo di ciclismo, di nuoto, di sci di fondo e via dicendo. In questi casi è richiesto anche un test da sforzo con monitoraggio dell'attività cardiaca.

La *Nota esplicativa* del ministero della Salute del 17 giugno 2015, relativamente al decreto dell'8 agosto 2014 trattato fino ra, chiarisce tra i vari aspetti anche quello dell'attività ludico-motoria, che anche il ministro Balduzzi aveva individuato e trattato a parte. Tale *Nota* chiarisce che per l'attività ludico-motoria non sussiste obbligo di certificazione.

Per attività ludico-motoria si intende l'attività praticata da soggetti *non* tesserati a federazioni sportive nazionali, discipline associate, a enti di promozione sportiva riconosciuti dal CONI, individuale o collettiva, non occasionale, finalizzata al raggiungimento e mantenimento del benessere psicofisico della persona, non regolamentata da organismi sportivi, ivi compresa l'attività che il soggetto svolge in proprio, al di fuori di rapporti con organizzazioni e soggetti terzi.

Per quanto concerne le attività sportive non agonistiche, la *Nota esplicativa* affida al CONI il mandato di impartire indicazioni alle federazioni sportive nazionali, alle discipline associate e agli enti di promozione sportiva circa la distinzione tra tesserati che svolgono attività sportive regolamentate, tesserati che svolgono attività sportive che non comportano impegno fisico e tesserati che non svolgono alcuna attività sportiva. Solo coloro che appartengono alla prima categoria hanno l'obbligo di certificazione sanitaria.

* * *

Il CONI risponde alla richiesta con una circolare del 10 giugno 2016, che esplicita i seguenti punti.

a) I tesserati che svolgono attività sportive regolamentate sono tutte le persone fisiche tesserate in Italia, non agoniste, che svolgono attività organizzate dal CONI, da società o associazioni sportive affiliate a federazioni sportive nazionali, a discipline associate, a enti di promozione sportiva eccetera, a eccezione di quelle di cui al successivo punto.
b) I tesserati che svolgono attività sportive caratterizzate da assenze o ridotto impegno cardiovascolare (pertanto inserite nel novero delle attività che non comportano impegno fisico), sono quelli che svolgono le seguenti discipline:

- sport di tiro (tiro a segno, tiro a volo, tiro con l'arco, tiro dinamico sportivo);
- biliardo sportivo;
- bocce, a eccezione della specialità volo di tiro veloce (navette e combinato);
- bowling;
- bridge;
- dama;
- giochi e sport tradizionali (discipline regolamentate dalla FIGEST);
- golf;
- pesca sportiva di superficie, a eccezione della specialità del long custing e del big game (pesca d'altura);
- scacchi;
- curling e stock sport.

I tesserati di queste discipline non sono tenuti all'obbligo di certificazione sanitaria di idoneità, pur raccomandando un controllo medico prima di avviarsi all'attività.
All'interno di questa categoria rientrano, inoltre, altre attività il cui impegno fisico sia evidentemente minimo, quali per esempio aeromodellismo, imbarcazioni radiocomandate, attività sportiva cinotecnica.

c) I tesserati che non svolgono alcuna attività sportiva sono le persone fisiche dichiarate «non praticanti» dalle federazioni sportive nazionali, dalle discipline associate, dagli enti di promozione sportiva, anche per il tramite della società o associazione sportiva di affiliazione.

L'obbligo del certificato di idoneità all'attività sportiva non agonistica, pertanto, riguarda solo i tesserati appartenenti alla suddetta categoria *a)*, mentre sono esentati dal medesimo certificato i tesserati appartenenti alle categorie *b)* e *c)*.

Questa è la situazione attuale dal punto di vista della normativa in materia medico-sportiva.

Nel quotidiano persiste ancora un diffuso atteggiamento di incertezza e preoccupazione, da parte di cittadini e società sportive, rispetto agli obblighi di certificazione per attività sportiva non agonistica. E così, per lo più, viene richiesto a qualsiasi iscritto, indipendentemente dalla tipologia di attività, il «certificato non agonistico». Basti pensare che, per esempio, prima della definizione ufficiale dei cosiddetti «tesserati non praticanti», si era arrivati al punto di richiedere la certificazione persino per la segretaria o per il magazziniere, in quanto comunque impegnati a svolgere delle attività all'interno della società sportiva!

Bisognerebbe basarsi non solo sulla differenza tra attività organizzate da determinati soggetti (come nel caso delle società sportive affiliate) o non, ma anche sulla distinzione tra le vere e proprie attività sportive, collegate alle regole di specifiche discipline sportive, volte al miglioramento della prestazione a fini competitivi e altre attività inquadrabili come ginnico-motorie, senza impostazione né intento competitivi, praticate per attuare uno stile di vita attivo e per benessere psico-fisico personale, indipendentemente dal fatto di essere svolte in società o associazioni affiliate. Ci si riferisce per esempio alla generica attività ginnica, al nuoto libero in piscina, ai corsi di acquaticità, ai gruppi di cammino e ad altre ancora.

Bisognerebbe cercare l'equilibrio migliore possibile tra le attività di tutela sanitaria delle attività sportive e la diffusione della pratica di esercizio fisico nella popolazione, azione raccomandata dalle evidenze di letteratura per la promozione della salute e la prevenzione delle malattie croniche.

Nonostante tutto, va anche considerato che, per risvolti legali che esulano dal solo ambito della tutela sanitaria, può essere legittimo da parte di un club, un circolo o un'associazione far rientrare tra le proprie regole di accesso una per quanto generica dichiarazione medica (in questo caso senza necessità di elettrocardiogramma), non per eccesso di tutela o per sistematico atteggiamento burocratico, bensì per avere informazione utile al fine di gestire al meglio le modalità con cui far praticare attività fisico-sportiva all'iscritto.

Al di là degli obblighi, il controllo medico, presso il proprio medico di Medicina generale o il medico dello sport, ha il significato di proteggere la salute e di mettere in condizione di svolgere l'esercizio fisico nel modo migliore e più sicuro possibile per poter raggiungere un migliore stato di salute, particolarmente nei casi in cui si passi dalla sedentarietà a uno stile di vita attivo, si intenda praticare un esercizio fisico intenso, si sia a rischio o in fase iniziale di una malattia cronica come, del resto, raccomandato dalla Conferenza delle Regioni e delle Province autonome, nel documento del 24 luglio 2013 (pagina 10, punto B.1, sezione C).

In conclusione, si può ricordare che dal punto di vista della normativa sanitaria in materia medico-sportiva, secondo quanto suddetto, sono previste le seguenti certificazioni:

- certificato di idoneità alla pratica di sport agonistico;
- certificato di idoneità alla pratica di attività sportiva di tipo non agonistico;
- certificato di idoneità alla pratica di attività sportiva di particolare ed elevato impegno cardiovascolare.

Non rientra nell'ambito della certificazione medica l'attività ludico-motoria, così come intesa dalla citata *Nota esplicativa* del ministero della Salute del 17 giugno 2015 riguardante le linee guida in materia di certificati medici per attività sportiva non agonistica.

Parte seconda

Partiamo!

Che cos'è il fitwalking

Definizione

Il termine «fitwalking» è oggi piuttosto conosciuto e rappresenta quasi la sintesi di tutto ciò che definisce il camminare di tipo sportivo, vigoroso, dinamico. La corretta definizione è quella che emerge direttamente dalla composizione del termine stesso: *fit(ness)*, ossia «forma fisica», e *walking*, «camminare». La combinazione di queste due parole inglesi definisce il significato preciso del fitwalking, ovvero camminare per la forma fisica, per stare in salute, per essere attivi.

Negli anni il termine fitwalking ha avuto l'opportunità di declinarsi anche in altre definizioni quali l'arte del camminare, camminare bene (quest'ultimo è anche il titolo del mio manuale tecnico della disciplina), camminare sportivo... espressioni che sottolineano aspetti diversi del fitwalking e che ancor più evidenziano come esso sia uno sport adatto a tutti.

La base del fitwalking è quindi il camminare, il fatto di muoversi a piedi autonomamente, anche se in effetti la forza del fitwalking è aver centrato la proposta sull'aspetto tecnico del movimento, come utilizzare al meglio la biomeccanica affinché sia possibile ottenere un'azione fluida, decisa, efficace ed efficiente al tempo stesso.

La storia del camminare è lunga come quella dell'uomo stesso, come i chilometri che gli esseri umani hanno compiuto a piedi nei millenni della loro evoluzione, ma, purtroppo, in maniera inversamente proporzionale rispetto ai pochi passi che compie oggi la maggior parte delle persone.

Le statistiche dicono che camminiamo in media meno di un chilometro al giorno e che, nonostante il nostro corpo senta l'esigenza di farlo, stiamo perdendo l'abitudine di muoverci. Tutto ciò incide fortemente su benessere e salute: il sovrappeso e l'obesità sono divenuti ormai un allarme costante in tutte le parti del mondo, non solamente nei Paesi più ricchi ma anche in quelli in via di sviluppo.

Il fenomeno dell'inurbamento, in modo particolare nelle megalopoli che contano milioni di abitanti, ha inoltre accentuato il problema della sedentarietà, con tutte le conseguenze che questa pessima abitudine comporta.

Ancora una volta quindi il fitwalking, come sport che guarda al benessere e alla salute delle persone, trova nella sua definizione tipica la risposta viva e diretta alle esigenze della società moderna, che a volte, anche per la sua frenesia, non sa offrire alle persone la medicina più semplice per stare bene: camminare.

Perché camminare

Dobbiamo tutti avere chiara una cosa: abbiamo bisogno di moto per stare bene. Spesso andiamo in palestra e pratichiamo sport perché è di moda, ma senza mettere al primo posto il vero motivo: dobbiamo perché ci fa bene. Occorre eliminare la scusante del tempo che manca: le opportunità per muoverci le possiamo trovare in ogni momento, sono alla nostra portata, quindi usiamo di più le nostre gambe e iniziamo a camminare.

Possiamo partire dalle semplici attività quotidiane che svolgiamo durante la giornata: usiamo un po' di meno l'automobile e spostiamoci a piedi, perlomeno per i tragitti che consideriamo alla nostra portata. Una volta che avremo iniziato ci accorgeremo che non solo ci fa stare meglio, ma è anche divertente, e magari finiremo pure per risparmiare tempo: pensate a quanto ci vuole a volte per trovare un parcheggio! Con l'abitudine, poi, sarà sempre più facile spostarci a piedi per tratti più lunghi.

In un'epoca nemmeno troppo lontana camminare era in molti casi l'unica opzione possibile di movimento. I ritmi della vita erano caratterizzati anche dai tempi dello spostarsi a piedi: si andava al lavoro camminando, e chi usava un mezzo pubblico, come il treno o il filobus, completava il proprio percorso a piedi. La stragrande maggioranza della popolazione si muoveva a piedi: bambini e ragazzi che andavano a scuola, casalinghe che uscivano per fare le loro commissioni, contadini che si recavano nei propri campi, eserciti che si mettevano in marcia... Insomma, il mondo era l'universo di chi si muoveva a piedi.

Le attività del tempo libero venivano svolte per lo più a piedi, come andare in centro a guardare i negozi, fare una gita fuori porta, recarsi allo stadio per tifare la propria squadra del cuore. La domenica, anzi, era quasi un rito passeggiare con la radiolina all'orecchio per ascoltare i risultati delle partite. Al mare si facevano lunghe camminate sulla battigia (abitudine che, per la verità, oggi sembra essere stata un po' riscoperta dai bagnanti). E se non si andava a piedi, si pedalava in bicicletta. Ecco, la vita era tutta un movimento attivo, un mantenere il corpo in esercizio.

Oggi, invece, si cammina poco e male. Le auto hanno invaso le città, perfino i centri storici, che certamente non sono fatti per essere attraversati da bolidi rombanti.

Nel corso del tempo la gente ha camminato sempre meno perché ha perso l'abitudine a farlo. Le strade sempre più pericolose, gli spazi pedonali spesso ridotti a causa del parcheggio selvaggio, l'aria inquinata, i ritmi frenetici imposti da una vita che scorre troppo rapida, tutte queste cose divengono motivi di una sempre più evidente disabitudine a muoversi a piedi.

Oggi, fortunatamente, la coscienza collettiva sta mutando e possiamo assistere a qualche passo in avanti, ma è ancora troppo poco. Ci si è accorti che il semplice camminare è l'antidoto migliore a tanti problemi, come per esempio uno stile di vita poco attivo, l'aumento dello stress, la diffusione dell'obesità e delle malattie croniche non trasmissibili, in primis il diabete.

L'Italia è il Paese europeo con la percentuale più alta di bambini obesi, ma basterebbe che camminassero ogni giorno per qualche decina di minuti per iniziare a invertire questo fenomeno.

Eppure i nostri bambini si muovono poco, spesso ancora meno degli adulti. In parte è colpa degli stili di vita che gli stessi adulti hanno imposto loro, rendendo abitudini molti comportamenti malsani. Chi ha provato a portare i propri figli a camminare cercando di rendere attraente questa attività sa benissimo che non sono restii. Devono essere sti-

OBESITÀ: UN PROBLEMA CONCRETO

Non si può, a questo punto del libro, evitare di affrontare il discorso sull'obesità, i cui numeri sono abbastanza drammatici. La sua diffusione è quasi raddoppiata tra il 1980 e il 2008. Circa l'11% della popolazione adulta mondiale oggi è obesa, e il 35% è in sovrappeso. Negli Stati Uniti, la patria del junk e del fast food, il 35% degli adulti e addirittura l'11% dei bambini manifesta obesità, con un tasso di insulinoresistenza pari all'80%.

E la «virtuosa» Italia? L'ISTAT ha appena diffuso il suo rapporto dei fattori di rischio per la salute relativo al 2015: fumo, obesità, alcol e sedentarietà. Ebbene, il 52,1% degli adulti italiani è a rischio obesità e il 45,1% dei diciottenni è in eccesso di peso (il 9,8% è obeso). Dal che si evince un aumento crescente dell'obesità tricolore nel tempo, soprattutto nella popolazione maschile (dal 51,2 del 2001 al 54,8% del 2015). Anche l'Italian Barometer Diabetes Report 2015 sottolinea la forte prevalenza nazionale di giovani maschi in sovrappeso, soprattutto nella categoria dei teenager (30%).

molati, motivati, coinvolti, e in questo caso non oppongono alcuna resistenza, anzi, ben presto saranno loro stessi a chiedere di farlo.

Cosa serve allora perché si possa assistere a una vera svolta? Per prima cosa servirebbe una maggiore sensibilità da parte delle amministrazioni pubbliche. Devono assolutamente aumentare nelle città gli spazi dedicati al camminare: non si tratta di creare migliaia di chilometri di percorsi pedonali protetti, ma molto più semplicemente di aumentare le aree dedicate ai pedoni e chiuse – o limitate – al traffico automobilistico. Per esempio si potrebbero creare dei percorsi limitati ai pedoni nelle vicinanze delle scuole, magari solamente negli orari di ingresso e uscita dalle lezioni, in modo da evitare gli ormai consueti assembramenti di auto che si formano quotidianamente davanti agli edifici scolastici permettendo così ai bambini di concludere il tragitto verso la scuola a piedi e in modo sufficientemente protetto. Si può anche pensare a sistemi che premiano i cittadini virtuosi che si spostano camminando. Insomma, con un po' di inventiva si possono davvero realizzare in maniera semplice città più vivibili.

Un altro elemento che può aiutare in questo senso è lo sport. Il fitwalking, per esempio, ha già fatto numerosi proseliti. In molti si sono accorti che la camminata è uno sport facilmente praticabile, alla portata di tutti e modulabile intorno alle esigenze e alla forma fisica di chiunque. Uno sport non agonistico (a meno che si scelga la marcia atletica, disciplina dell'atletica leggera) che implica anche meno stress da competizione e che comunque non è certo meno importante di altre discipline aerobiche.

Il mondo della salute è un altro tassello importante per far crescere l'abitudine a camminare.

In questi ultimi anni, per fortuna, si è assistito a un aumento di proposte di buone pratiche per quanto riguarda lo stare in forma, la lotta alle cattive abitudini e il benessere in genere. Tuttavia, a volte ci si è limitati a consigliare senza individuare e proporre gli strumenti per attuare il cambiamento.

Camminare fa bene, ma non esiste un unico modo di farlo. In altre parole, camminiamo tutti allo stesso modo (o dovrebbe essere così, essendo il gesto biomeccanico lo stesso e uguale per tutti), ma scegliamo forme diverse. Passiamo dal semplice passeggiare alla marcia atletica a seconda delle nostre abitudini e motivazioni, oppure ci dedichiamo al trekking o all'escursionismo, camminiamo a passo svelto o facciamo fitwalking; camminiamo lentamente per la campagna, oppure in città conversando con gli amici; camminiamo aiutandoci con un bastone, con i bastoncini, o magari prestando attenzione alla tecnica che utilizziamo... Di solito non ci soffermiamo molto sulle differenze tra un modo e l'altro, e fino a quando non prendiamo coscienza di queste differenze diciamo genericamente: «Esco a fare due passi».

Siamo un po' tutti in cammino, ma non molti, forse, sanno camminare realmente: è un fatto mentale prima ancora che tecnico, in quanto camminare non è solo muoversi su una strada, è qualcosa di più. Camminare è divenire più sensibili, abbracciare uno stile che ci porta via dall'opprimente scorrere velocissimo della nostra giornata. Camminare è trovare spazio e tempo per noi stessi, per il nostro benessere, rallentare il ritmo per non avere fretta in ogni cosa che facciamo. Camminare è ritrovare il piacere di guardarsi intorno, la gioia di conquistare qualcosa che raggiungiamo solamente grazie ai nostri piedi. Camminare è accorgersi di passare in un luogo e viverlo, sentirlo proprio, annusarlo, abbracciarlo, e infine portarlo via con sé. Non è semplicemente passare e andare oltre come ci potrebbe accadere in auto, in motocicletta, in bicicletta, a volte anche correndo quando siamo troppo concentrati sull'esercizio sportivo.

Camminare è anche, e soprattutto, una filosofia di vita. Un'arte che ci viene messa a disposizione sin dai nostri primi anni e che spesso non sappiamo sviluppare o goderne completamente. Camminare non sarà mai semplicemente una moda. Camminare sarà sempre la massima espressione di libertà che possiamo realizzare.

Fare fitwalking

Se i modi di camminare sono molti e diversi fra loro, oggi quello che più di tutti unisce le esigenze di vita, la voglia di fare sport, l'attenzione al particolare, anche tecnico, il piacere di mettersi alla prova è proprio il fitwalking.

Fare fitwalking non è semplicemente mettere un piede davanti all'altro e avanzare: è cogliere l'essenza stessa del camminare, il prolungamento qualitativo dell'idea di passeggiare. Ci porta a percepire la bellezza di usare i piedi per mettere in moto tutto il nostro corpo. È fare sport in modo adeguato ma non riduttivo.

Fitness e cammino sono la sintesi migliore che possiamo realizzare se desideriamo stare in forma, mantenerci in salute, non prendere peso in eccesso (anzi perderne un po'), non accumulare stress, fare sport senza l'assillo di doverci misurare con una classifica, confrontarci con gli amici o i compagni d'ufficio ed essere condizionati da un cronometro.

Per fare fitwalking dobbiamo inoltre capire che non è sufficiente camminare come lo potremmo intendere nella genericità del termine: occorre imparare a farlo correttamente, in modo che la tecnica ci aiuti a muoverci meglio, che il nostro corpo trovi l'armonia giusta, l'equilibrio corretto. Fare fitwalking nel modo giusto è anche armonia di movimento, di ritmo. Intendiamoci, sono termini che potremmo tranquillamente utilizzare per qualsiasi camminata ottimale, perché chi cammina bene ha una buona postura, incede in modo armonioso, è dinamico e vigoroso e il suo passo è ritmico senza essere meccanico. Insomma, è fluido nell'avanzare, piacevole da vedere nel suo muoversi e ben cadenzato.

Il fitwalking nasce proprio come proposta motorio-sportiva per tutti (quindi non agonistica, anche se si tratta pur sempre di un modo per misurarsi sul piano fisico e mentale), praticabile da chiunque senza particolari limiti o difficoltà di approccio. Anzi, molto spesso il fitwalking, proprio come espressione «sportiva» del camminare, è considerato adatto a ogni livello di preparazione, forma fisica, età e motivazione, in quanto facilmente modulabile nella sua espressione pratica.

Fare fitwalking, per certi versi, significa dare un senso nuovo alla propria vita.

Tre stili di fitwalking (e altro)

La scelta di praticare un determinato sport può essere motivata da una semplice attrazione, dalla curiosità o dal desiderio di misurarci con noi stessi. Spesso è anche la sua gestualità che ci colpisce, mentre a volte a prevalere è la competizione, un confronto serrato con la prestazione da raggiungere, la sfida con compagni e avversari e l'ambizione a un certo posizionamento all'interno di una classifica.

Una delle peculiarità del fitwalking è quella di racchiudere in sé, pur distinguendoli con chiarezza, questi diversi approcci. Si fa fitwalking per piacere personale, per misurarsi anche dal punto di vista della prestazione, per continuare a fare sport con il passare degli anni... La sua pratica ci insegna a essere costanti nell'attività e ad apprezzare l'affinarsi del gesto tecnico, il tutto senza l'esasperazione agonistica propria di certe discipline.

Se si pratica il fitwalking con una mentalità sportiva il vero piacere è la sfida con se stessi e non il fatto di scalare una classifica. Del resto non esistono gare di fitwalking, ma semplicemente eventi che riuniscono gli appassionati; chi desidera camminare in maniera agonistica può scegliere di dedicarsi alla marcia atletica, una specialità governata da regole precise che la differenziano dalla corsa e ne mantengono il legame con il marciare comune.

Fin dalla sua nascita, quindi, il fitwalking ha voluto evidenziare in maniera chiara lo spirito di chi si avvicina a questa pratica. Ognuno ha il proprio genere di camminata e ognuno ha la propria motivazione personale nel dedicarsi a questa disciplina, pertanto espressioni, motivazioni e obiettivi di ciascuno sfociano nella scelta di uno stile all'interno del quale è possibile collocare la propria passione. Questi stili, che si possono anche intendere come modi di sentire e di vivere il fitwalking, sono tre: il *life style*, il *performer style* e lo *sport style*.

In effetti il percorso del fitwalking ha voluto essere da subito ben commisurato alle esigenze del singolo camminatore. L'approccio a questa disciplina parte necessariamente da un modo individuale di concepire la passione per il camminare, pertanto ci è sempre stato chiaro come non potesse esserci un unico modo di intendere il fitwalking.

Naturalmente questa suddivisione va intensa non come un'etichettatura o un incasellamento, ma come un suggerimento per capire meglio quale tipo di fitwalker ciascuno di noi è o desidera diventare. In fin dei conti non esiste un modo «statico» di appartenere a questo mondo; piuttosto, così come la pratica stessa del fitwalking è «dinamica» rispetto al normale camminare, così l'appartenenza a uno dei tre stili si traduce in un continuo cambiamento di atteggiamento e di attese per un camminatore. In altre parole diviene dinamico anche il proprio modo di sentirsi fitwalker, il che permette di progredire nei propri obiettivi e nell'appartenenza alle diverse categorie.

Il punto fondamentale è sempre quello di partire con il piede giusto, ossia porsi correttamente rispetto alle proprie aspettative, valutando attentamente da dove si parte e con quali motivazioni si intraprende questo percorso. Come voglio praticare questa disciplina? Muovermi a piedi è per me un modo di vivere l'ambiente che mi circonda, una fonte di libertà, di autostima, di energia, o uno stimolo per la sfida, la competitività, la prestazione?

Le risposte a queste domande sono importantissime per iniziare a praticare correttamente il fitwalking. Sbagliare approccio o porsi obiettivi non opportuni sono tra le cause più frequenti di abbandono in ambito sportivo e, ne sono certo, anche in progetti che guardano più semplicemente al muoversi e al cambiare il proprio stile di vita. Inquadrare queste risposte all'interno della questione più generale su che tipo di camminatore ciascuno di noi sente di essere permetterà di darsi un obiettivo adeguato alle proprie aspettative nel momento in cui si desidera iniziare la pratica.

Il life style

Questo stile è il modo di fare fitwalking di coloro che provano piacere a fare lunghi tragitti a piedi immersi nella natura senza un obiettivo preciso di prestazione sportiva. È l'area che contraddistingue chi va a piedi per una precisa scelta di benessere e di equilibrio, ma non ricerca in questa sua passione uno strumento che obbligatoriamente misura la sua capacità di camminatore sportivo. Il ritmo di camminata non è il primo obiettivo che va cercando, ma una conseguenza del divenire sempre più un buon camminatore; la capacità e la ricerca del camminare bene, invece, sono certamente un chiaro punto di riferimento. Un fitwalker è appunto contraddistinto dalla sua tecnica e dalla gestualità, che seguono i canoni della corretta biomeccanica del camminare.

Molti fitwalker life style – l'ho notato in più di un'occasione – in breve tempo sentono il desiderio di approdare allo scalino superiore, non solo per il desiderio di ottenere una migliore prestazione, ma piuttosto perché si tratta di una conseguenza naturale all'essere diventato più efficiente ed efficace nella camminata.

Il performer style

Un buon camminatore è certamente stimolato dall'essere in grado di muoversi rapidamente, con un ritmo deciso, percorrendo tragitti importanti in tempi adeguati. Desidera quindi percepire un certo senso di prestazione durante la propria camminata; non è un competitivo che ama o ricerca la sfida, il confronto, la concorrenza, ma gradisce che il suo fisico sia messo alla prova nel modo giusto. Ama poter confrontare via via il proprio stato di forma e la qualità di camminatore, quindi come prima cosa desidera utilizzare la tecnica corretta e crescere come fitwalker. Ha piacere di partecipare a eventi e manifestazioni anche di carattere sportivo (oggigiorno sono numerose le manifestazioni podistiche che includono una sezione per i fitwalker, o alle quali è comunque possibile partecipare a ritmo di cammino), ma più come sfida con se stesso e per misurare il proprio stato di forma.

Non sempre un fitwalker performer style sente il desiderio di approdare allo sport style; è più probabile che egli rimanga stabile nello status di «performer», anziché esasperare la propria ricerca di prestazione ponendosi nell'ottica dello sportivo agonista. Cresce certamente nella ricerca e nella soddisfazione di valutare i propri miglioramenti, ma sempre come piacere personale e non necessariamente per mettersi in gioco o mostrarsi agli altri.

Lo sport style

Questa categoria raccoglie in prevalenza persone che provengono già da esperienze sportive, anche in altre discipline, e che quindi sono caratterizzate da un forte spirito competitivo e agonistico. Partecipano di frequente a eventi, manifestazioni e competizioni all'interno del mondo del podismo. Lo fanno a passo di fitwalking, ma con spirito e motivazioni intensi.

Il fitwalker *sport style* si allena con regolarità e segue metodiche di allenamento ben codificate. Finalizza la propria pratica agli obiettivi che si è posto e misura sempre la sua prestazione.

È uno sportivo attento ai particolari, si serve delle migliori attrezzature e della tecnologia più avanzata, ama la precisione nello svolgimento dell'attività. In fondo non è così diverso da qualsiasi altro sportivo, con la sola differenza che in questa disciplina non ci sono gare né classifiche, ma più semplicemente la soddisfazione personale per la prestazione ottenuta.

Ma c'è dell'altro...

Attenzione, però: non è tutto qui. Nel tempo a questi tre capisaldi del modo di fare fitwalking e di sentirsi fitwalker se ne sono aggiunti altri, derivanti proprio dall'evolversi e dal diffondersi della disciplina. Personalmente non li definirei vere e proprie «categorie»; piuttosto si tratta di modi di sentirsi camminatori nati da esigenze specifiche.

Il più rilevante è quello che definisco *health and wellness style*. Tra *health* e *wellness* in realtà sarebbe possibile individuare qualche piccola diversità, ma fondamentalmente si tratta di una scelta imposta da situazioni esterne e non così diretta e personale. Certamente anche il fitwalker life style o performer style ha in sé obiettivi e finalità che potremmo definire di salute e benessere, ma la sua decisione di essere un camminatore non è direttamente dipendente da queste ragioni; sono piuttosto un valore aggiunto alla sua passione.

Il fitwalker health and wellness style, invece, approda al fitwalking per un consiglio, un suggerimento, una prescrizione che lo indirizzano alla pratica per la necessità di trarne benefici diretti rispetto a patologie croniche o fattori di rischio da contrastare. È un fitwalker particolare e, seppure in molti casi finisca comunque con l'appassionarsi alla disciplina, è più soggetto all'abbandono o all'alternanza tra periodi di pratica costante e stop improvvisi. Necessita di una stimolazione esterna più forte e ama decisamente di più venire accompagnato e guidato piuttosto che dedicarsi alla pratica da solo o addirittura essere motivatore per altre persone.

Pur essendo chiaro che nasce da aspettative diverse, non posso non valutare in maniera positiva questa fascia di praticanti, che hanno proprio nell'esigenza della salute la motivazione più forte. È anche il segnale di quanta importanza il fitwalking abbia assunto come disciplina e quanto esso sia vicino alle necessità della nostra società. Uno sport che incontra in modo così diretto le esigenze delle persone è palesemente popolare, coglie interessi e necessità di settori anche esterni allo sport stesso, garantisce una facilità di pratica, dà risposte a problematiche complesse in un modo semplice e naturale.

Un altro settore che si è caratterizzato con il tempo è quello di chi cammina semplicemente muovendosi in città, nel proprio territorio, nelle situazioni quotidiane, oppure uscendo con conoscenti o amici. Non si tratta di un vero e proprio fitwalker; per una persona di questo tipo è forse più adatto il termine generico *walker*, «camminatore». Egli ama soprattutto la compagnia, le sue camminate sono anche lunghe chiacchierate (caratteristica che in ogni caso è tipica del camminare). Tecnicamente non ha ancora approfondito gli aspetti legati al movimento corretto, ma quasi sempre sa cosa è il fitwalking e si sente istintivamente un fitwalker.

Esistono ancora altre modalità di sentirsi fitwalker, seppure meno evidenti, e stanno proprio nell'anima stessa della disciplina. Una di queste è appunto quella appena descritta parlando di salute e benessere, oppure quella dei «passeggiatori» regolari.

Come dicevamo, sulla scia di «fitwalking» sono nate o sono state proposte anche altre denominazioni, più generiche, come camminare sportivo, camminata sportiva, *sport walking* o *power walking*. Tuttavia parlare di camminata sportiva senza dare a questa espressione caratteristiche particolari – anzi, in molti casi appoggiandosi proprio su concetti e definizioni che caratterizzano il fitwalking – è un classico esempio di generalizzazione. Il fitwalking stesso, infatti, è una camminata sportiva; anzi, direi che è *la* camminata sportiva, la disciplina che ha codificato con esattezza i propri parametri tecnici.

Oggi chi cammina in chiave sportiva, chi usa una tecnica o anche solo fa riferimento ad aspetti tecnici, fa fitwalking e sa di fare fitwalking. Difficilmente lo si sentirà dire: «Faccio camminata sportiva». Piuttosto dirà: «Faccio lo sport del cammino», «Cammino facendo sport», «Cammino per sport» o, più esplicitamente: «Faccio fitwalking».

Il fitwalking nel sistema sportivo

Negli ultimi decenni il rapporto degli italiani con lo sport è fortemente mutato. Fino a qualche tempo fa le attività sportive venivano praticate per lo più in giovane età, per poi diventare qualcosa a cui si assisteva (dal vivo o in televisione). Oggi, benché le statistiche ci dicano che in Italia il numero di chi non pratica alcuna forma di attività motorio-sportiva o anche semplicemente di movimento è ancora piuttosto basso (oltre il 40% della popolazione è sedentario, dato ISTAT), la tendenza sta lentamente mutando, anche se c'è ancora molta strada da percorrere.

Una ricerca del luglio 2016 commissionata da Nielsen Sports tra i cittadini europei evidenzia come lo sport più praticato sia il camminare (60%), seguito dalla corsa (55%).

Personalmente farei delle distinzioni tra i diversi modi di camminare (così come, seppure in forma diversa, per la corsa). Non sono certamente la stessa cosa passeggiare in città, camminare con l'ausilio di bastoncini o attrezzi vari (come i pesetti ai polsi o alle caviglie), fare fitwalking, praticare in forma sportiva o addirittura dedicarsi alla disciplina dell'atletica leggera, ovvero la marcia... si tratta comunque di differenze di pratica, pertanto il dato espresso dalla ricerca risulta molto interessante.

In Italia il fitwalking è riconosciuto da alcuni anni anche dalla FIDAL (Federazione italiana di atletica leggera) quale disciplina del settore non competitivo e quindi inserito a pieno titolo nel contesto federale. Sono elementi che sarebbe sbagliato guardare solo e unicamente nella logica dell'appartenenza a un sistema, a una federazione, a un movimento: a mio parere vanno visti proprio nel contesto di un mutamento dell'idea stessa di sport. Naturalmente si tratta di un discorso lungo, complesso e dalle innumerevoli sfumature, ma in un volume come questo, che parla del fitwalking come attività sportiva e motoria per tutti, con implicazioni rilevanti per la salute e il benessere dei suoi praticanti, credo non sia inutile accennare brevemente a questo fenomeno.

Quando io iniziai l'attività agonistica il ruolo dei singoli sport era molto circoscritto. Le federazioni, come gli enti di promozione sportiva, trattavano le varie discipline con una finalità molto precisa: i giovani venivano preparati all'agonismo nelle diverse specialità e si proseguiva sino al termine della carriera. Lo sport praticato dalle masse era sostanzialmente di nicchia; lo stesso calcio, sport nazionale per eccellenza, non aveva quella pratica diffusa oltre il periodo agonistico a cui possiamo assistere oggi.

Ultimamente il rapporto tra chi si dedica allo sport in maniera agonistica e chi in maniera amatoriale, se non rovesciato, perlomeno è certamente paritetico. Un esempio classico è quello dell'atletica leggera, dove il numero dei praticanti over 35 è spesso superiore rispetto ai tradizionali agonisti delle categorie under 35. Si tratta in prevalenza di persone che si dedicano alle discipline aerobiche, la corsa innanzitutto, ma si assiste a una crescita importante della pratica del camminare.

Queste poche annotazioni possono in parte chiarire l'importanza che ormai ha assunto il cosiddetto «sport per tutti». Non voglio addentrarmi in qualche stortura che questo fenomeno ha portato con sé, prima fra tutte un'esasperazione agonistica anche in quella fascia di età in cui l'attività sportiva dovrebbe avere come primo obiettivo la «buona pratica», ossia praticare per stare meglio.

Vorrei piuttosto sottolineare l'importanza, non sempre e non da tutti colta, di quanto il fenomeno di una più diffusa pratica – e, ancor più, di una sollecitazione e sostegno verso tale abitudine – può avere sulla salute pubblica.

Uno stile di vita attivo è oggi considerato essenziale per positive azioni di prevenzione. Ciò significa essenzialmente avere cittadini maggiormente in salute, il che si traduce in risparmi nella spesa sanitaria nazionale e in una aumentata produttività lavorativa. Insomma, sostenere lo sport si può a tutti gli effetti definire un affare dal punto di vista pubblico.

Qualcuno potrà dire: ma cosa c'entra questo con i singoli sport o le federazioni sportive? Il nesso è più stretto di quello che sembra. Le federazioni hanno il compito in prima battuta di governare lo sport di competizione e questo è certamente in gran parte rivolto a una popolazione giovane. Però, come ci dicono sia le ricerche sia l'esperienza diretta, un giovane che ha fatto sport diventerà un adulto che farà movimento: il filo conduttore è evidente.

Termino con una considerazione personale riguardante il fitwalking, in parte già espressa in precedenza. Io credo che questa disciplina rappresenti bene il fenomeno di cui sto parlando. Le sfumature che caratterizzano i diversi modi di essere un fitwalker lasciano intendere quale sia lo spazio entro il quale il mondo dello sport può muoversi per cogliere e rispondere alle esigenze di tutti.

La sinergia tra sport e società va coltivata perché le due curve di pratica, che a prima vista appaiono così distanti,

FITWALKING E NORDIC WALKING

Quando si parla di *nordic walking* si usa semplicemente un'espressione che indica una modalità del camminare con i bastoncini, come per esempio potrebbe essere anche il *fitwalking cross*, che a sua volta è una proposta specialistica del fitwalking in relazione all'uso dei bastoncini e non generalistica come appunto il semplice camminare o passeggiare utilizzando questi strumenti.
La differenza tra fitwalking e nordic walking è sostanziale. Innanzitutto il fitwalking è una disciplina specifica e codificata, con una propria tecnica e un preciso riferimento anche nelle proposte specialistiche; il nordic walking invece, nato dall'esigenza degli sciatori di fondo finlandesi di potersi allenare anche d'estate quando non c'è neve, e che del semplice camminare aveva molto poco essendo una «corsa balzata» con il sostegno dei bastoncini, si è via via trasformato identificandosi in un semplice camminare o passeggiare con i bastoni. Il fitwalking è in primo luogo espressione di un miglior utilizzo della biomeccanica del cammino nell'ottica di una pratica più dinamica, vigorosa, decisa e quindi sportiva. Non ha supporti esterni (appunto i bastoncini) ed è ideale su percorsi pianeggianti o lievemente vallonati e non particolarmente caratterizzati da pendenze impegnative. Si svolge preferibilmente su terreni non accidentati (asfalto o sterrato compatto e liscio), mentre il nordic walking, come tutte le forme di cammino con i bastoni, è più indicato per un ambito «fuoristrada», su terreni anche sconnessi in erba o pietrisco e su percorsi collinari impegnativi o montani.

compiono un tragitto che le porta ad avvicinarsi sempre più. Ed è proprio in quel tratto di strada comune, probabilmente più lungo temporalmente di quello separato, che si può vedere il valore che lo sport ha nell'arco della vita delle persone e quale sia il reciproco vantaggio per chi amministra lo sport e per chi governa la cosa pubblica.

La FIDAL sta sviluppando proprio in tal senso, primo esempio nel mondo dello sport, un nuovo concetto: quello di «terza missione». Non è altro che la propensione all'apertura verso il contesto generale della nostra società, l'insieme delle attività con le quali si entra in interazione diretta con l'ambiente che ci circonda, affiancando le tradizionali missioni istituzionali. Obiettivo della terza missione è entrare in contatto diretto con soggetti e gruppi sociali ulteriori rispetto a quelli consolidati, aprendo così a nuove e diverse modalità di interazione che hanno tra le altre finalità quella di valorizzare e rafforzare la percezione e la conoscenza del sistema-atletica, mettendolo al centro dell'interesse della società, delle singole persone, delle istituzioni, dell'ambito sanitario. In tutto questo l'attività di massa, il cammino e la corsa rivestono un ruolo centrale come elementi di benessere e salute.

La tecnica

Camminare bene

Non è possibile fare riferimento alla tecnica del fitwalking senza menzionare l'importanza del camminare bene. Si tratta di un concetto fondamentale, che aiuta a capire quale sia effettivamente la novità proposta dal fitwalking.

In questo volume, che tratta del rapporto tra il camminare e la salute, e dove l'aspetto tecnico è importante ma non centrale (non trattandosi di un manuale dedicato proprio alle dinamiche sportive e alle tecniche del camminare), il concetto del camminare bene assume, se possibile, ancora più importanza.

Partiamo da una domanda: è sufficiente andare a camminare per farlo bene? Se la risposta sarà positiva significa che ci accontentiamo del nostro normale modo di incedere, del ritmo abituale con cui passeggiamo. Se invece sarà negativa abbiamo probabilmente già chiaro dentro di noi che il nostro camminare quotidiano non è sufficiente: non è certo inutile, ma se si vuole ottenere di più bisogna pensare a camminare meglio. La domanda ulteriore a questo punto è: che cosa significa camminare meglio? Si cammina e basta! Camminare meglio significa proprio riportare al centro della nostra attenzione la gestualità, la capacità di sentire i movimenti, di compierli, di controllarli quasi istintivamente come avveniva nei primi anni di vita (senza che nessuno ce lo insegnasse).

Provo adesso a porre un'altra domanda: camminiamo allo stesso modo per tutta la vita? Credo che rispondere sia abbastanza semplice, se riflettiamo su tutto ciò che accompagna il nostro quotidiano muoverci a piedi. Seppure ci sia certamente un momento nella vita in cui il nostro modo di procedere è corretto, sono molti i casi che ci portano a utilizzarne uno meno preciso. Dipende da molti fattori legati anche alle abitudini, ai tempi e ai modi della crescita, all'accumularsi di qualche chilo in più, ad atteggiamenti posturali errati... Insomma, a volte è sufficiente una storta, un dito dolorante, l'utilizzo di calzature sbagliate e iniziamo a camminare male, a perdere quei presupposti che ci portano a muoverci nella maniera corretta.

Perfezionare l'utilizzo biomeccanico del movimento della camminata è quindi molto importante anche nell'ottica del vivere meglio.

Camminare male spesso significa anche accelerare dei decadimenti strutturali, come per esempio perdere equilibrio posturale o sollecitare in modo diverso parti muscolari o articolari del nostro corpo, disequilibrando pertanto il movimento generale.

Procedere correttamente non significa dover imparare

nuovamente a camminare: vuol dire conoscere, capire e mettere in pratica al meglio i movimenti biomeccanici che contraddistinguono un corretto modo di muoversi, con la possibilità che il nostro modo di camminare diventi anche più vigoroso, dinamico ed efficace. Seguire i basilari concetti tecnici di una buona camminata è utile anche quando dobbiamo riprendere il movimento dopo un periodo di stasi, come per esempio il recupero dopo un infortunio o un incidente che ci ha interessato dal punto di vista motorio.

In questo caso, quindi, non mi riferisco all'apprendimento specifico del fitwalking, ma piuttosto al conoscere i fondamenti tecnici di questa disciplina per poi poterli applicare anche a una camminata più semplice, ma pur sempre corretta, e poterli utilizzare nel momento in cui diveniamo quasi dei «riabilitatori motori» di noi stessi.

Parlando in termini generici, la tecnica di uno sport è fatta di movimenti che devono compiersi correttamente secondo i canoni della disciplina. Il loro insieme costruisce l'intero movimento, e l'armonia con la quale si completano permette di realizzare un'azione più o meno buona a seconda proprio di come si integrano fra loro.

Pensiamo a un orologio i cui ingranaggi, separati ma collegati tra loro, debbono lavorare tutti insieme in armonia e con un certo ritmo affinché il meccanismo funzioni nella maniera corretta. Costruire un gesto tecnico è esattamente questo: incasellare ogni movimento in modo che l'azione risulti fluida, armoniosa ed efficace.

La tecnica del fitwalking, ma anche il semplice camminare bene partendo da questi presupposti, implica utilizzare in modo corretto i diversi movimenti delle varie parti del corpo: piedi, gambe, braccia, spalle. Ognuna di queste azioni ha una funzione peculiare che ci porta, se eseguita correttamente, a camminare bene.

Questi movimenti possono essere divisi in principali e secondari. I primi sono quelli dei piedi, delle gambe, delle braccia e del bacino (che rappresenta la cerniera di congiunzione tra gli arti inferiori e la parte superiore del corpo); i secondi, invece, più che movimenti sono posizioni: del tronco, delle spalle, del collo, della testa.

Sapere come deve muoversi correttamente il piede, come le gambe determinino il tipo di falcata, come le braccia aiutino a dettare il ritmo, oppure quale posizione deve mantenere il busto per non sbilanciare la postura, come le spalle debbano essere tenute rilassate per permettere una buona decontrazione generale e aiutare il movimento delle braccia, o ancora come posizionare collo e testa per avanzare bene e non creare tensioni muscolari (in modo particolare alla schiena), sono tutte cose essenziali non solo per eseguire correttamente il fitwalking, ma anche per compiere al meglio il nostro esercizio quotidiano di cammino, insomma per stare meglio e in salute.

Con questi semplici riferimenti sarà possibile «costruire» il nostro modo corretto di camminare, senza la necessità, se non ne abbiamo l'interesse specifico, di giungere alla tecnica più specialistica del fitwalking.

Personalmente consiglio sempre a una persona che guarda alla propria salute, al benessere, a una buona forma fisica e sportiva, di seguire un corso di apprendimento della tecnica di fitwalking attraverso uno dei numerosi istruttori abilitati presenti in tutta Italia. Anche chi adotterà il fitwalking con finalità meno sportive potrebbe trovare, così, indicazioni tecniche migliori per entrare a pieno nelle logiche e nelle linee di utilizzo di questa disciplina.

Oggi però, proprio per incontrare nel modo più corretto la particolare fascia di praticanti che ha come obiettivo quello della salute, l'organizzazione Fitwalking ha iniziato la formazione per qualificare gli istruttori di fitwalking e dare loro un ruolo tecnico specialistico, che è stato chiamato WALKin trainer, dal nome dello specifico programma salute del fitwalking, appunto WALKin.

Il WALKin trainer ha l'esperienza dell'istruttore di fitwalking – i WALKin trainer sono solo ed esclusivamente istruttori fitwalking già qualificati che aderiscono al progetto WALKin – e la conoscenza per guidare le persone in progetti sociosanitari utilizzando il concetto del camminare bene e non per formare dei fitwalker. In altri termini: ha la tecnica del fitwalking come riferimento e la trasferisce, nel gruppo di pazienti o persone che usano il camminare come esercizio fisico di cura e prevenzione, nel concetto e nella pratica del camminare bene, camminare correttamente.

Tratteremo quindi nei prossimi paragrafi gli aspetti tecnici visti nell'ottica dell'utilizzo corretto dei singoli movimenti, facendo cenno agli aspetti tradizionali che contraddistinguono il fitwalking, ma focalizzando l'attenzione soprattutto sull'aspetto motorio e sul suo corretto utilizzo.

I piedi

I piedi sono l'elemento principale su cui si basano il ciclo del cammino e l'equilibrio motorio. Camminiamo con i piedi, pertanto è abbastanza ovvio che essi siano il metronomo di tutta l'azione di cammino.

Utilizzare i piedi nella maniera corretta permette di dare vigore e forza alla camminata. Gli effetti sono diversi a seconda che i movimenti siano eseguiti in modo completo o parziale. Faccio un esempio pratico per illustrare meglio quello che intendo. Quando appoggiamo il tacco a terra, ossia durante il primo momento di contatto del piede con il terreno nell'azione di cammino, possiamo farlo con un angolo poco accentuato (tipico del passeggiare) o con uno più ampio (tipico del camminare veloce e del fitwalking). Dal punto di vista biomeccanico si tratta in entrambi i casi del cosiddetto movimento di «attacco», ma dal punto di vista dell'efficacia, e dell'accompagnamento a tutti gli altri gesti che formano l'azione del cammino, la cosa è molto diversa: nel primo caso saremo molto meno vigorosi, dinamici e veloci nella camminata rispetto a quando andremo a utilizzare un attacco più deciso e un'ampiezza di movimento maggiore.

Dai piedi quindi, ovvero dal loro modo di essere utilizzati, si costruisce una buona camminata dal punto di vista tecnico, dell'efficienza, dell'efficacia e della sua qualità. Ma perché l'azione del piede è così importante? Innanzitutto perché il piede guida tutta la dinamica dell'azione di cammino. Più i movimenti che esso compie nella propria azione sono ampi, più i movimenti delle gambe (ampiezza e frequenza della falcata) e delle braccia (oscillazione e leva) risulteranno efficaci.

Il moto del piede si può suddividere in quattro fasi, anche se in realtà la terza rappresenta più un passaggio tra due movimenti che un movimento vero e proprio.

Attacco

Si tratta del momento in cui il piede prende contatto con il terreno. Tale contatto deve avvenire con il tacco, mentre la punta del piede sale verso l'alto, inarcandosi in direzione della gamba. Più questo angolo risulterà ampio, più l'intero movimento faciliterà anche i tempi delle azioni di gambe e braccia.

In questa fase il piede appoggia sul tacco in una posizione leggermente esterna, in modo da favorire la rotazione dell'anca.

Quella di attacco può anche essere definita come fase di «accoglienza», dal momento che in effetti il piede va ad accogliere tutto il peso del corpo che avanza, permettendo in questo modo un avanzamento più fluido. Man mano che analizzeremo i diversi movimenti del piede capiremo perché.

Rullata

Una volta appoggiato il tacco a terra, e aver accolto e sostenuto il peso del corpo, il piede inizia una fase di progressivo avvicinamento della pianta al terreno. Potremmo immaginarci che il piede, dopo essersi portato con la punta verso l'alto, in modo da permettere anche l'estensione della gamba avanzante, «srotoli» questo suo movimento per fare in modo che la pianta arrivi ad appoggiare a terra e indirizzare la punta in avanti.

La fase di rullata ha tempi di esecuzione molto rapidi. Più la discesa è accompagnata, più l'azione di cammino sarà continuativa. Se la rullata è eccessivamente veloce nello scendere a terra, si produrrà al contrario una sorta di frenata e l'azione di cammino risulterà «spezzata» nel proprio avanzamento.

Provate a prendere un libro (o un altro oggetto piatto), appoggiatelo a terra e con le mani, dopo averne afferrato uno dei lati corti, sollevatelo verso l'alto; in questo modo assume a grandi linee la posizione del piede nella fase di attacco. Ora, per riportarlo alla posizione iniziale potete fare due cose: lasciarlo cadere o riaccompagnarlo a terra. Nel primo caso il libro sbatterà violentemente sul suolo, nella seconda arriverà ad appoggiarsi dolcemente. Ecco, una rullata ben eseguita avviene proprio come in questo secondo caso, è dolce e «guidata».

Pensate adesso che questo movimento deve essere eseguito in entrambe le direzioni: prima l'oggetto sale verso l'alto, poi scende a terra e prosegue innalzando la parte posteriore. Esegue in altre parole un movimento completo su se stesso.

Ripensate alle due opzioni prima descritte: se lo lasciate cadere a terra di colpo sarete poi obbligati a riprenderlo in mano dall'altro lato per farlo salire; se invece l'avete accompagnato nella fase di discesa senza interrompere il movimento inizierete, facendo perno sulla parte frontale, a farlo salire nella direzione opposta. Nel primo caso avrete quindi un'interruzione dell'azione data dalla brusca caduta a terra dell'oggetto che dovrà poi essere ripreso per essere portato in alto e in avanti. Nel secondo caso, invece, ogni azione sarà legata a quella che la precede senza perdite di tempo.

Una buona rullata serve esattamente a ciò: a fare in modo che l'azione dei piedi non faccia perdere continuità alla camminata, ma anzi che ne faciliti la progressione e successione dei movimenti.

Nella pratica questo si traduce nel fatto che non bisogna sentire un colpo brusco della pianta del piede a terra; questo starebbe a significare una frenata dell'azione che poi dovrebbe essere nuovamente rilanciata con la spinta, perdendo in questo modo fluidità di avanzamento.

Come ho detto prima, la rullata è un movimento tanto importante quanto breve, quindi è complicato esercitare una capacità di controllo di questo movimento appena percepibile. Sarà necessario imparare a leggere le sensazioni che il nostro corpo ci fornisce: più affiniamo il controllo tecnico, che in fondo non è altro che la sensibilità nell'ascoltare i singoli movimenti, meglio eseguiremo la fase della rullata.

Più ampia ed energica è la fase di attacco, più la rullata potrà svilupparsi in maniera progressiva e aiutare il passaggio del piede da un estremo all'altro, ovvero dal tacco alla punta, con una azione che viene chiamata «movimento a tampone».

Appoggio di pianta

Terminata la rullata, il piede appoggerà a terra di pianta piena, in una fase di movimento che è detta anche «di supporto» (non si tratta quindi di un movimento vero e proprio). In effetti in questo momento il piede sostiene l'avanzamento della gamba e del tronco, che si troveranno esattamente nella posizione verticale centrale. Si tratta di una parte del movimento essenzialmente passiva; è un momento di passaggio che prepara la fase successiva dell'azione del piede.

La fase di appoggio di pianta rappresenta l'attimo in cui il corpo si sposta in avanti. Si passa attraverso l'appoggio a terra, che sostiene il passaggio del corpo che avanza, e segue immediatamente il momento in cui entrambi i piedi toccano terra (detto doppio appoggio, ossia il contemporaneo toccare terra di punta e tacco dei due piedi), momento che risulterà più lungo o più breve a seconda della velocità e dinamicità della camminata.

La fase di appoggio, che va dal momento di primo contatto

con il tacco sino al termine della spinta del piede, è caratterizzata da un continuo vincolo con il terreno (nella quale è compresa anche la descritta fase di doppio appoggio). La fase che va dal momento in cui il piede termina la spinta sollevandosi da terra fino al successivo contatto con il tallone, non presenta alcun vincolo con il terreno ed è quindi una fase di oscillazione aerea.

L'appoggio di pianta, così come il doppio appoggio, può avere una durata maggiore o minore a seconda del dinamismo della camminata. Esso è comunque sempre caratterizzato dal momento del passaggio del corpo sulla verticale. Entrambe le gambe risultano allineate (una nella sua fase di appoggio, l'altra in quella di oscillazione) mentre tutto il corpo è perpendicolare al terreno e sostenuto dalla gamba che appoggia al suolo.

Spinta

L'ultima fase, quella di spinta, è molto importante per determinare una camminata più blanda o più vigorosa. È qui che il piede sprigiona la propria energia, determinando appunto la spinta e di conseguenza l'impulso che si dà alla camminata.

La spinta vera e propria parte nel momento in cui il piede che appoggia a terra inizia progressivamente a sollevare il tacco, una volta che la gamba avanzante (in fase di oscillazione aerea) sopravanza quella in appoggio sul terreno, e termina quando a toccare il terreno è solo la punta dell'alluce.

Nella fase di spinta il piede lavora completamente su se stesso, sfruttando tutta la sua possibilità di mantenere il contatto con il terreno per trarne un impulso da utilizzare per l'avanzamento. Il piede, in altre parole, utilizza il terreno come fosse un appoggio per ancorarsi e sfruttare la forza necessaria per spostare l'azione in avanti. Il piede determina la spinta in quanto guida il movimento di avanzamento che permette anche alle gambe di muoversi con una falcata adeguata. Se la spinta è poco efficace anche la falcata risulterà breve.

Questo permette di capire ancora una volta l'importanza del movimento dei piedi nell'intera azione del cammino. Essi inoltre devono essere mantenuti in linea per sfruttare al meglio la spinta; due piedi aperti sulle punte (i cosiddetti «piedi a papera») non permettono di utilizzare una spinta adeguata, in quanto non è possibile completare il movimento sino in punta all'alluce. Tenere i piedi in linea non significa però che essi vanno obbligatoriamente tenuti uno davanti all'altro, ma che devono posizionarsi mantenendo la linea ravvicinata e ben indirizzati con la punta in avanti. Mantenere i piedi in linea facilita inoltre una maggiore rapidità di passo e aiuta la mobilità del bacino.

Inizialmente per imparare a mantenere i piedi in linea consiglio di camminare utilizzando una linea vera e propria come riferimento; l'ideale è farlo in una pista da atletica utilizzando le linee divisorie, ma lo si può fare anche in strada utilizzando la traccia che delimita il bordo della corsia. Ricordate di seguire la traccia guardando in avanti e non abbassando gli occhi verso la punta dei piedi, per due motivi: il primo è posturale, ovvero abbassando la testa si cambia la posizione del busto spingendosi verso l'avanti; il secondo è per abituarsi a questa posizione così da mantenere i piedi in linea in modo naturale anche quando non si userà più un riferimento fisico. Un'ultima raccomandazione: i piedi vanno tenuti dritti su due linee immaginarie ravvicinate, quindi non si deve cam-

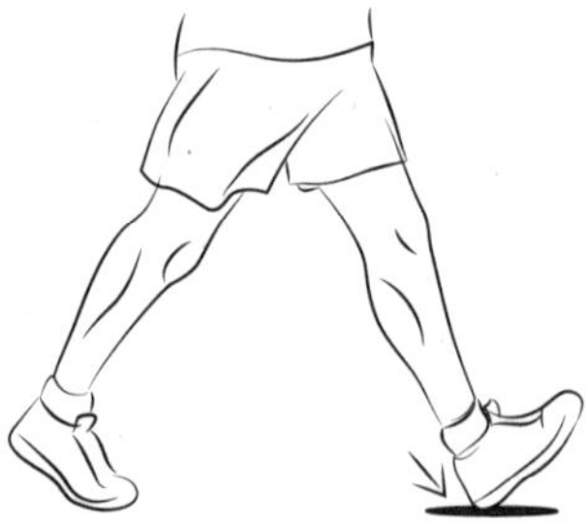

La fase di attacco.

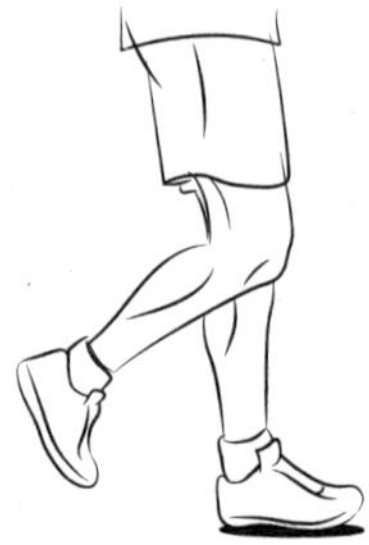

L'appoggio di pianta.

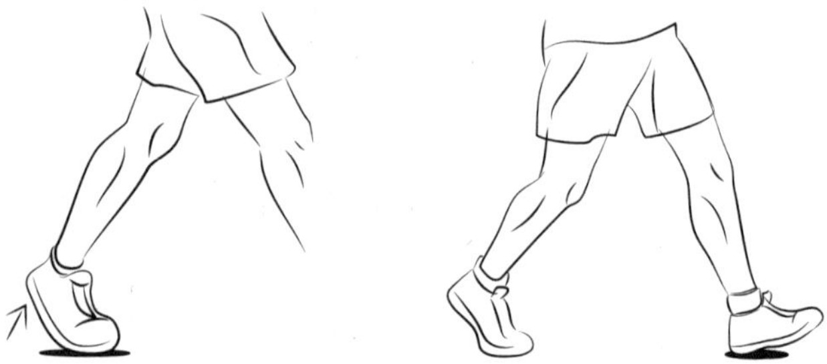

La spinta e il doppio appoggio.

minare, seppure con i piedi dritti in avanti, su due linee ampiamente separate tra loro, ossia a gambe larghe!

Descrivere un movimento molto spesso può essere più complesso che eseguirlo. Il consiglio è quindi quello di provare: iniziate a camminare ponendo l'attenzione su come si muovono i vostri piedi. Camminate normalmente, così come siete abituati, quindi iniziate (a provare) a dare maggiore energia al vostro passo. Cercate di sentire bene i vari movimenti: iniziate dall'appoggio di tacco, che dovrà risultare più deciso rispetto ai passi eseguiti inizialmente, e proseguite sino

IL MOVIMENTO A TAMPONE

Durante la camminata il piede lavora in continuità dall'attacco (fase iniziale) fino alla spinta (fase finale). Questo suo movimento viene chiamato «a tampone» in quanto il piede compie un gesto che ricorda proprio quello del tampone che veniva utilizzato per asciugare l'inchiostro sulla carta.
Se pensiamo a questo oggetto un po' antiquato (ma si può anche immaginare un cavalluccio a dondolo oppure quell'attrezzo da cucina chiamato mezzaluna...) ci risulta immediatamente chiaro che esso si muove sempre in estrema fluidità, il suo movimento non è meccanico, non è fatto di fasi separate, ma risulta continuativo e si sposta da un lato all'altro in modo naturale e con una velocità di spostamento che è determinata unicamente dal fatto di sfruttare completamente o solo parzialmente tutta la sua lunghezza.
Questo è esattamente ciò che deve fare il piede per eseguire un'azione adeguata, così come viene descritto in questo capitolo. In ogni caso non bisogna dimenticare che distinguere le varie fasi della camminata è unicamente un espediente per poter comprendere meglio i diversi passaggi che si eseguono nel movimento, tuttavia l'azione è definita nella sua interezza e si esegue al meglio se ognuna delle singole fasi si collega con l'altra in modo consequenziale e senza interruzioni.

alla spinta, che vi sforzerete di fare più vigorosa. Provate a percepire che state dando maggior forza al vostro modo di camminare e valutate le diversità rispetto al vostro normale modo di camminare.

Per mettere in pratica una tecnica motoria servono l'esercizio e la ripetizione dei movimenti sino a ottenere una buona padronanza del gesto, ma anche una comprensione di ciò che si deve eseguire. Pertanto la fase descrittiva – così come l'utilizzo di immagini esplicative – deve rappresentare il riferimento di ciò che poi andrete a eseguire dal punto di vista pratico e che perfezionerete proprio attraverso la continuità dell'esercizio.

Ricordate però che se non avete capito a fondo ciò che dovete fare, difficilmente riuscirete a compiere un gesto adeguato e tecnicamente corretto.

Le gambe

L'azione delle gambe determina la lunghezza del passo. Il passo è lo spazio che intercorre tra il punto di massima spinta e l'appoggio del tacco a terra (fase di doppio appoggio del piede).

Tecnicamente il passo è un indice di misura, ma dal punto di vista descrittivo esso sta a significare molte cose, quando parliamo di cammino.

Non sempre possiamo limitare tutto al solo fatto tecnico. Se infatti, al fine di determinarne dei parametri espressamente tecnici, possiamo misurare il passo per la sua lunghezza (ampiezza) e velocità (frequenza), dal punto di vista dell'immagine esso ci evoca molte cose. Innanzitutto, quando vediamo un camminatore veloce – un fitwalker – spesso ci viene spontaneo guardarne l'incedere e affermare: «Che bel passo!» Sì, il passo ha anche un valore estetico, è espressione del ritmo col quale si cammina, come quando parliamo di «passo spedito» guardando una persona che cammina di fretta. Tramite il passo indichiamo anche l'espressione complessiva della stessa camminata: si parla infatti di «passo elegante» per significare una bella camminata, oppure di «passo pesante» per una camminata lenta e forzata. Si tratta solo di espressioni descrittive, ovviamente, ma che si basano proprio sulla radice stessa dell'aspetto tecnico del passo.

Il movimento che va dall'appoggio del tacco fino al successivo appoggio del medesimo piede si chiama «ciclo del cammino» e corrisponde a due passi. Chi studia le dinamiche di questa attività, in particolare le biodinamiche del movimento, preferisce definirlo così dal momento che non sempre – anzi molto raramente – si hanno un passo destro e uno sinistro uguali fra loro; la spinta di un piede può risultare più efficace di quella dell'altro, oppure la mobilità articolare legata a un arto è migliore dell'altra: in questi casi avremo due passi diversi.

Nella nostra comune terminologia siamo però abituati a utilizzare in maniera generica il termine «passo»; a nessuno verrebbe in mente di dire: «Guarda che bel ciclo di cammino ha quella signora!»

Le gambe, quindi, si muovono alternativamente seguendo il movimento dei piedi. Più il piede sfrutta la propria azione (di spinta, ma anche di attacco), più il loro movimento risulterà ampio, traducendosi in un passo quindi più aperto e disteso. Viceversa, con una spinta inferiore risulterà un passo più corto e meno dinamico.

Non sono però solo le gambe a determinare un movimento corretto: anche il contributo che il bacino può offrire attraverso la propria rotazione è molto importante. Un bacino «bloccato», ossia dotato di un movimento poco ampio, costringe a una camminata a passi più corti e rende l'azione molto meccanica e poco fluida. Per raffigurarsela basta pensare al caratteristico modo di camminare nelle vecchie comiche: quel procedere a brevi, rapidi passetti era ottenuto proprio mantenendo bloccato il bacino, accentuando la rigidità del movimento. Un'azione del genere non permette di sviluppare una camminata abbastanza veloce e, in modo particolare, costringe il corpo a una forte rigidità, perdendo tutta la naturalezza del gesto.

Certamente nessuno si sognerebbe di mettersi in strada e camminare in questo modo; questo esempio serve semplicemente a capire come il passo debba essere lasciato libero di realizzarsi molto naturalmente e con grande decontrazione nei movimenti. Mano a mano che si acquisirà maggiore confidenza con la corretta azione di cammino miglioreranno la mobilità, la capacità di sfruttare la spinta, la decontrazione e il passo diverrà naturale ed equilibrato.

Una delle domande che ricevo più di frequente riguarda proprio il dubbio – che hanno in molti – se il passo debba essere lungo o corto per un'azione più efficace. La risposta è legata al concetto di «equilibrio»; non c'è una misura precisa di riferimento, l'ampiezza del passo dipende da diversi fattori come ho detto in precedenza, inoltre è un dato molto personale essendo influenzata anche dalle misure antropometriche delle singole persone.

Una persona longilinea avrà necessariamente un passo più ampio di una persona brevilinea, ma non per questo sarà più rapida. Inoltre una persona brevilinea ma con una buona mobilità articolare potrà in proporzione utilizzare un passo più aperto di una persona longilinea poco mobile.

Ciò che è importante sottolineare è che il passo non deve mai risultare forzato. Occorre cercare una buona ampiezza e una buona frequenza, se si vuole camminare più speditamente, ma se ricercassimo solamente l'ampiezza cammineremmo a passi molto distesi ma poco veloci, e similmente se puntassimo soprattutto sulla frequenza finiremmo con il camminare a passi corti e con una scarsa efficacia dal punto di vista della velocità: ci ridurremmo a «camminare sul posto», come si dice in gergo.

Quello che deve risultare chiaro è che la velocità della camminata è determinata dal rapporto tra ampiezza e frequenza dei singoli passi. Se a parità di frequenza si guadagnano dei centimetri in ampiezza, la velocità sarà maggiore, ma questo è possibile solo fino a un certo punto, ossia fino a che non si raggiunge quel famoso equilibrio che rappresenta il bilanciamento ottimale tra forza, rapidità, mobilità e scioltezza di movimento.

Il bacino

Il bacino, ovvero la zona di collegamento tra gli arti inferiori e quelli superiori, ha la funzione di agevolare lo svolgersi dei movimenti in relazione al tipo di azione che si sta compiendo. Se camminiamo lentamente durante una tranquilla passeggiata in città non noteremo certamente il movimento compiuto dal bacino, anche se esso in effetti sta aiutando la nostra camminata dal punto di vista della sua fluidità. Se però aumentiamo la velocità arrivando a compiere un gesto molto rapido, il movimento del bacino risulterà ben visibile, perché aiuterà il passo a distendersi bene e compenserà l'azione della parte superiore del corpo.

Se adesso proviamo a osservare una gara di marcia (la disciplina dell'atletica leggera da me praticata), in cui gli atleti raggiungono velocità intensissime con punte anche superiori ai quindici chilometri all'ora (nelle distanze più brevi), ci colpirà sicuramente l'accentuato movimento compiuto dal bacino dei marciatori.

In effetti si tratta di un'azione del tutto naturale: se non si muovesse il bacino sarebbe impossibile ottenere quelle prestazioni, dal momento che il passo non raggiungerebbe l'apertura sufficiente e la spinta posteriore non si completerebbe. Inoltre la spinta stessa sarebbe indirizzata eccessivamente verso l'alto sfociando in fase aerea (ossia con entrambi i piedi sollevati da terra), proprio perché non troverebbe compensazione attraverso la rotazione del bacino che permette di mantenere a un livello di piccola oscillazione l'innalzamento del baricentro.

A differenza dell'azione dei piedi, che possiamo governare tecnicamente bene, quella del bacino è naturale e possiamo solamente migliorarla attraverso esercizi che permettano di mobilizzare l'articolazione. Il mio consiglio è di non voler a ogni costo forzare e insistere sull'azione per trovare il movimento migliore a livello di bacino; sarà l'esercizio continuo, quindi la crescita dal punto di vista della qualità della camminata, a influire anche su questo fattore. Quello che sicuramente mi sento di suggerire è di dedicare quotidianamente qualche minuto a esercizi che possono mobilizzare questa articolazione, che per esempio si possono reperire online digitando le parole chiave «esercizi per la mobilità del bacino» oppure «scioltezza articolare del bacino». Inutile sottolineare che, come sempre nel caso di informazioni tratte da Internet, occorre valutare bene la loro completezza e correttezza.

Uno degli esercizi più semplici che si possono eseguire è la rotazione del bacino. Dalla posizione in piedi con le gambe leggermente divaricate e le mani appoggiate sui fianchi, iniziate a ruotare il bacino in una direzione; dopo una serie di rotazioni cambiate il senso e ripetete dal lato opposto.

Il movimento non è molto diverso da quello che si compie quando si cerca di far girare un hula-hoop.

Chi inizia a dedicarsi al fitwalking si accorge ben presto di quanto l'azione del bacino sia importante per ottenere un passo più armonioso e fluido, e di quanto grandi siano a questo riguardo i vantaggi di una pratica costante. Sotto questo aspetto le donne sono favorite rispetto agli uomini, in quanto generalmente hanno una maggiore mobilità a livello di bacino. Ancheggiano con più facilità e naturalezza, anche se ciò che si ricerca non è tanto l'ancheggiare profondo quanto una rotazione ampia che compensi i diversi movimenti. Il fatto stesso che il bacino femminile sia più ampio di quello maschile favorisce la naturalezza d'uso dell'ampia rotazione di bacino.

Una delle domande che vengono rivolte più spesso a un marciatore è: ma non senti dolore alle anche, con tutto quel movimento? In realtà è esattamente il contrario: il miglioramento della scioltezza articolare a livello di anche e bacino fa sì che l'articolazione ne guadagni non solo in efficienza ma anche in salute. Personalmente non ho mai sentito un marciatore lamentarsi per un dolore articolare all'anca. Come in tutti gli sport le zone soggette a un'intensa attività possono risentire di piccoli fastidi dovuti al grande lavoro di alcune parti muscolari, tendinee o articolari, ma non è certo una «malattia professionale».

State tranquilli, quindi: un bacino che si muove bene e che viene utilizzato con intensità facendo lavorare le anche non crea obbligatoriamente problemi futuri.

Le braccia

Il corretto movimento delle braccia nel fitwalking – o anche solo quando si affronta una camminata veloce – è racchiuso nella frase «avanti e indietro in modo ampio»; quella delle braccia è una delle azioni più importanti del movimento di cammino, ed è addirittura determinante se si vuole che questo cammino divenga sportivo, veloce e dinamico.

Se i piedi guidano, le braccia accompagnano questa guida. Oggi si direbbe che «fanno parte della leadership del movimento», o più semplicemente che sono un elemento determinante per una camminata sportiva e per fare fitwalking.

Come abbiamo detto in precedenza, il fitwalking è una disciplina adatta a tutti e proprio questa sua caratteristica fa sì che i vari movimenti possano essere «cuciti» addosso alle singole esigenze di ciascuno. Con questo intendo dire che le braccia hanno diversi atteggiamenti motori, a seconda dell'impegno e della dinamica di cammino, fermo restando che quanto detto all'inizio del paragrafo rappresenta il sunto complessivo della loro azione: una buona oscillazione che accompagni il passo nella sua ampiezza e frequenza.

Le braccia si muovono alternativamente avanti e indietro in un movimento oscillatorio che deve risultare ampio per facilitare la conseguente ampiezza del passo, e rapido in relazione alla frequenza stessa del passo. Possono essere tenute distese lungo i fianchi, oppure piegate al gomito a circa 90 gradi.

Il movimento tipico, che caratterizza anche il fitwalking, è quello che vede le braccia piegate al gomito e che ricorda molto la posizione che tengono i marciatori sportivi durante la loro azione.

La differenza tra procedere con le braccia distese lungo i

fianchi o piegate sta nel tipo di cammino che si esegue; fino a una certa velocità – e si tratta comunque di un dato soggettivo – le braccia distese possono aiutare un buon ritmo di cammino, purché l'oscillazione sia ben accentuata. Oltre questa velocità è indispensabile iniziare a piegare le braccia al gomito.

Essendo un valore soggettivo è difficile indicare una velocità precisa superata la quale è necessario piegare le braccia per essere più efficienti; qualcuno si è spinto a dire che questo valore coincide con sette chilometri orari, io più semplicemente dico che occorre farlo quando il nostro movimento lo richiede.

Fate una prova iniziando a camminare in progressione, senza correre, partendo con le braccia distese lungo i fianchi; è sufficiente qualche centinaio di metri nei quali la velocità va aumentata progressivamente, come se foste all'inseguimento di un amico per salutarlo prima che salga in auto. Vi accorgerete che con l'aumentare della velocità non sarà più sufficiente fare ampi e rapidi movimenti con le braccia, ma inizierete a piegarle al gomito, forse non subito a 90 gradi, ma il meccanismo è quello: a certe velocità la leva del braccio va accorciata per poter mantenere in equilibrio il rapporto tra ampiezza e frequenza del movimento.

Nel classico movimento del fitwalking, quindi, il braccio piegato oscilla avanti e indietro raggiungendo con il gomito, nella parte posteriore, circa l'altezza delle scapole, mentre nel momento di massimo avanzamento si raggiunge con la mano un punto centrale di fronte allo sterno.

Non occorre sbracciarsi troppo. È inutile spingere con forza il gomito verso le scapole o dare dei pugni all'aria fino quasi a sfiorare o superare il mento. Come per tutti i movimenti del fitwalking, anche quelli delle braccia devono essere naturali,

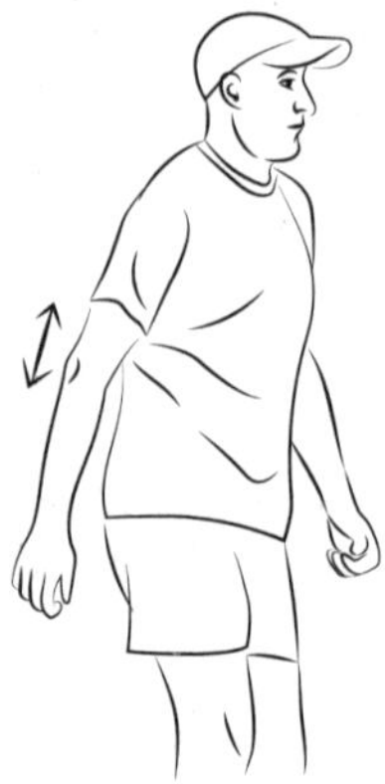

Braccia distese lungo i fianchi.

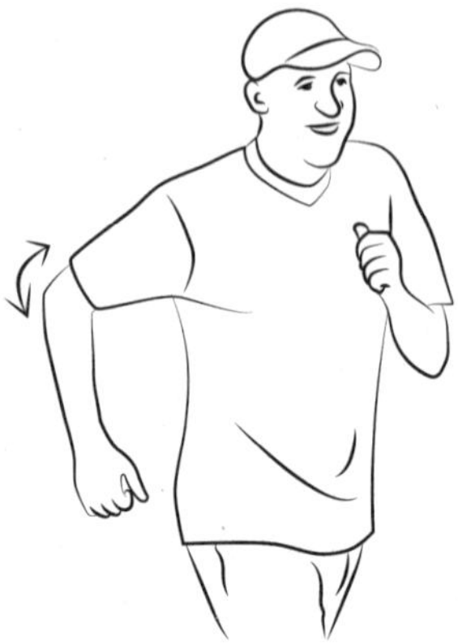

Braccia piegate al gomito.

decontratti e soprattutto assecondare la coordinazione e i movimenti articolari. Una cosa da ricordare, trattandosi di un errore molto comune, è che l'angolo al gomito va mantenuto in maniera costante: piegarlo quando si avanza e lasciarlo libero quando si arretra nell'oscillazione non è corretto.

Il movimento delle braccia è di per sé semplice, ma spesso crea problemi per via della poca abitudine che si ha non solo a piegare il braccio, ma proprio a farlo oscillare. Provate a osservare le persone che camminano per strada: vi accorgerete che la maggior parte di loro cammina con le mani infilate nelle tasche di pantaloni, giacche o giacconi, oppure con un'oscillazione impercettibile. Questo comporta il fatto che molti hanno l'impressione di oscillare le braccia anche in modo accentuato quando in effetti lo fanno in maniera minima.

Per bene imparare il movimento corretto – e per abituarsi a farlo nel modo più naturale possibile – consiglio di alternare tratti di cammino con le braccia piegate ad altri con le braccia distese. In questo modo si acquisirà confidenza con il movimento e si eviterà di rendere poco fluida l'azione nel momento in cui si fa fatica a mantenere correttamente il braccio piegato al gomito.

Chi ha difficoltà a mantenere l'angolo del braccio a 90 gradi può eseguire degli appositi esercizi sul posto, che possono essere fatti sia prima sia dopo le uscite di fitwalking, oppure anche a casa di fronte a uno specchio, muovendo le braccia avanti e indietro (l'ideale sarebbe specchiarsi sia frontalmente sia lateralmente, per meglio controllarsi).

Tecnicamente il movimento delle braccia è l'ultimo a venire insegnato da un istruttore di fitwalking nella sua introduzione all'apprendimento tecnico della disciplina. Chi decide di fare da solo, pertanto, tenga conto di questa tempistica.

Si può comunque fare fitwalking con le braccia distese. È un'azione classica di chi si orienta verso il fitwalking life style, e in parte performer style (almeno all'inizio del proprio percorso di attività). Per una postura più classica, invece, si tengono piegate a 90 gradi facendole oscillare bene in avanti e indietro, come descritto in precedenza.

Il tronco

La posizione del tronco incide sia sull'aspetto posturale sia su quello estetico. Un bravo fitwalker, infatti, è riconoscibile dal busto eretto, fattore importante non solo per mantenere una buona postura, che non arrechi squilibri e carichi eccessivi ad altre parti articolari e muscolo-scheletriche, ma anche per far sì che non vi sia un eccessivo appesantimento dell'azione. La spina dorsale si presenta allungata e le anche sono mantenute alte.

Immaginate una persona che lascia che la propria colonna vertebrale si schiacci verso il basso. Avrete immediatamente l'idea di un soggetto quasi ripiegato su se stesso, poco tonico, quasi stanco, in ogni caso dimesso. Al contrario un camminatore ben in linea con la posizione del tronco vi apparirà immediatamente più energico, deciso, vivo nel suo incedere. Avrete l'impressione di una persona in forma, anche più ricca di empatia e vitalità.

Pertanto il tronco va tenuto dritto, ma non rigido. Non si cammina induriti nel busto come soldatini di piombo, tantomeno bisogna prendere come esempio di buona postura l'antico detto militaresco «pancia in dentro e petto in fuori». L'importante è che questa posizione estesa della colonna vertebrale con il busto ben diritto non sia accompagnata da un irrigidimento dell'intera zona. Al contrario, ci si deve mantenere molto rilassati e trovare tale posizione con naturalezza.

Torniamo per un attimo al soggetto che tende ad accartocciarsi su se stesso schiacciando la colonna verso il basso: ci sono anche problematiche tecniche per cui questa posizione non è corretta. Tendendo ad appesantirsi verso il basso, la maggior parte del carico si sposta sulla base del bacino, risultando in un'azione molto più stanca, che richiede un maggiore assorbimento del carico a livello delle ginocchia, le quali dovranno ammortizzare questo peso; le anche tenderanno ad abbassarsi leggermente e saranno meno libere nella loro mobilità. Tutto ciò porta a una camminata appesantita, che non riesce a trovare dinamicità e vigore.

Chi invece tiene il busto posturalmente in modo corretto permette alle anche di mantenersi alte, con un minore carico sul bacino. Le gambe saranno più libere e potranno sfruttare meglio l'elasticità dei muscoli; risulteranno favoriti

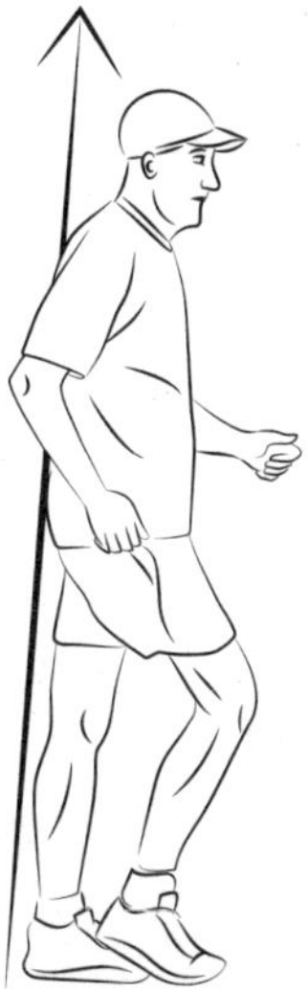

Linea retta sulla verticale.

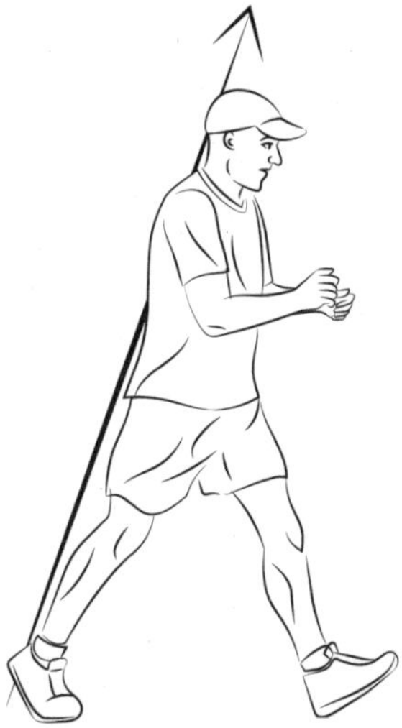

Linea retta in avanzamento.

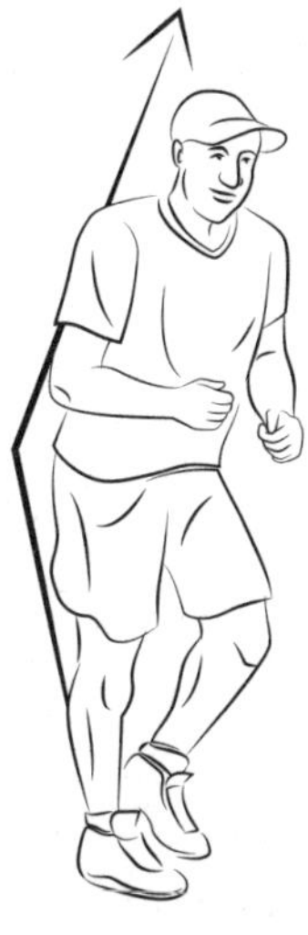

Linea spezzata all'altezza del bacino.

anche i movimenti di attacco e di spinta del piede, proprio perché quest'ultimo sarà meno gravato dal dover sollevare più peso.

Con l'avanzamento dell'azione il busto tende a inclinarsi lievemente. In fondo, camminare ha come obiettivo l'avanzare, il penetrare l'aria, ed è quindi normale che progredendo anche il corpo segua questa linea, proprio per facilitare lo spostamento in avanti. Tuttavia ciò che non deve avvenire è un eccessivo slancio del busto, spezzando la linea all'altezza del bacino; si deve piuttosto ottenere una corretta continuità della linea che va dal malleolo alla testa. Questa linea, che è perpendicolare nel momento dell'appoggio a terra del piede, ossia nell'attimo in cui il corpo si allinea verticalmente, tenderà a spostarsi in avanti ma mantenendosi comunque assolutamente retta tra il malleolo del piede (che termina la spinta) e la testa (che avrà una posizione avanzata).

La testa

Anche la testa influisce sulla postura generale della camminata. Non bisogna dimenticare, infatti, che la testa è una delle parti più pesanti del nostro corpo, pertanto una sua errata posizione può incidere fortemente sull'equilibrio posturale o, per essere più precisi, sulla distribuzione dei pesi.

Trovare la corretta posizione della testa non è così difficile. Bisogna innanzitutto partire dallo sguardo, che deve essere rivolto in avanti. Dobbiamo guardare la strada davanti a noi, non il terreno che sta sotto i nostri piedi o le stelle in cielo. Il collo deve essere morbido e mobile, in modo da non creare tensioni che andrebbero a creare dannose ricadute sull'area cervicale.

L'ideale sarebbe rivolgere lo sguardo verso la strada, fissando un punto in basso che ci precede guardando verso terra a una distanza di 60-100 metri (tale distanza dipende anche dall'altezza del soggetto). Questo ci permette di posizionare la testa in modo che sia ben bilanciata sul collo, né troppo inclinata in avanti né troppo indietro e, tantomeno, da un lato o dall'altro.

A volte può succedere di vedere persone che fanno fitwalking guardandosi la punta dei piedi. Bisogna decisamente evitarlo: lo sguardo spostato verso il basso porta la testa a piegarsi a sua volta, il che obbliga anche il busto – proprio per trovare un buon bilanciamento – a fare lo stesso. In altre parole si spezza la linea di continuità tra testa e piedi all'altezza del bacino piegando il tronco troppo in avanti mentre le gambe rimangono indietro in posizione di spinta.

Più raramente, anche se a volte può succedere, si vedono fitwalker arretrare troppo la testa portando di conseguenza lo sguardo verso l'alto. Anche questa posizione è da evitare: se la testa tende a stare all'indietro, per accompagnamento indietreggeranno anche le spalle e quindi il busto, con conseguente sofferenza per la schiena – soprattutto se si fanno percorsi lunghi e continui – e un carico di spinta maggiore, rendendo meno fluida e veloce la camminata.

Ci sono situazioni in cui, per una cattiva abitudine ormai acquisita, si tiene la testa leggermente sbilanciata su un lato. Cercate di prestare attenzione, perché camminare in questo modo porta a dover compensare tale sbilanciamento con un superlavoro da parte del lato opposto, comportando di conseguenza un maggiore lavoro muscolare. Collo, schiena e parte lombare ne soffriranno molto.

Come in quasi tutti i movimenti che caratterizzano la tecnica o la postura del fitwalking, è importante che anche quelli della testa siano eseguiti o mantenuti con la massima naturalezza. Questo naturalmente vale anche per il collo, supporto importantissimo nella congiunzione tra il capo e il tronco.

Tecnica e stile

La tecnica del fitwalking è una sola, pertanto se eseguita correttamente è uguale per tutti coloro che praticano questa disciplina. Essa è l'insieme delle modalità in cui vanno eseguiti movimenti e posizioni che danno forma all'azione del fitwalking.

La tecnica è importante perché ha molti aspetti decisivi per la buona pratica. Padroneggiarla permette non solo di avere un'azione fluida, armoniosa e corretta, ma aiuta anche a essere più efficienti, a ottimizzare il consumo energetico – quindi ad aumentare la possibilità di camminare a lungo con un passo veloce –, a evitare infortuni dovuti a sovraccarichi posturali, insomma a sfruttare al meglio ogni singolo movimento che compone appunto la tecnica di fitwalking.

Spesso quando si parla di tecnica viene nominato anche lo stile, ma si tratta di due cose ben diverse fra loro: se la tecnica è una sola e uguale per tutti, lo stile è personale e caratterizza in modo specifico ogni singolo fitwalker. Esso dipende da come utilizziamo movimenti, posizioni e azioni della tecnica rispetto al nostro personale modo di svolgerli.

Provo a spiegarmi meglio. Una persona con le gambe corte terrà necessariamente un passo fatto di alte frequenze via via che incrementa la sua velocità. Questo non significa che sta usando una tecnica errata rispetto a un compagno di camminata che ha invece leve più lunghe e, a parità di velocità, utilizza minori frequenze. Questa singola caratteristica non si scontra quindi con la tecnica: essa può essere sviluppata correttamente da entrambi, ma visivamente ognuno dei due avrà una caratteristica personale che lo distinguerà immediatamente. Anche altre caratteristiche antropometriche possono contribuire a rendere peculiare lo stile di un camminatore, spesso indicato come elegante o meno proprio a seconda di come l'azione viene eseguita e, pertanto, di come colpisce esteticamente un osservatore.

Stile e tecnica non sono pertanto in contrapposizione fra loro: molto spesso si completano, quindi un'ottima tecnica fa da contraltare a un buono o ottimo stile. Similmente uno stile poco curato, o condizionato da limitazioni di mobilità, elasticità o forza, può certamente impedire anche l'uso di una tecnica corretta.

Facciamo un esempio. Quando alla base non c'è un'ottimale esecuzione tecnica, la mobilità articolare del bacino e delle spalle può portare a conseguenze spiacevoli. Un bacino poco mobile (ossia caratterizzato da una rotazione limitata) ha come conseguenza un passo che si apre con difficoltà, una spinta incompleta, un avanzamento della gamba macchinoso e una chiusura in fase di attacco poco avanzante; compensa poco i movimenti del tronco e, di conseguenza, costringe il busto a irrigidirsi. Spesso tutto questo porta il soggetto a compensare molto più del normale l'appoggio, piegando il ginocchio ed eseguendo un'azione sobbalzata nella quale l'escursione del baricentro risulta accentuata. Delle spalle poco mobili a livello di articolazione, invece, influiscono sull'azione tecnica delle braccia, rendendo molto più difficile ottenere un buona escursione di movimento. In modo particolare la fase in cui il gomito (o il braccio) sale verso la scapola sarà meno ampia, avendo conseguenze anche sull'azione degli arti inferiori. Normalmente si tenderà quindi a compensare la mancanza di mobilità aiutandosi esageratamente proprio con il movimento delle spalle, alzandole verso l'alto o sbracciando esageratamente per riuscire a chiudere bene l'azione.

È pertanto molto importante curare la mobilità articolare. Pochi esercizi, ma eseguiti con regolarità e costanza, possono essere di grande aiuto per superare queste difficoltà che, in particolar modo con il passare degli anni, sono piuttosto comuni.

Attenti agli errori

La tecnica è un insieme di movimenti che devono essere imparati e poi eseguiti nel modo più corretto possibile. È come un copione che dobbiamo conoscere a menadito per recitare al meglio la nostra parte. Essa va quindi acquisita e perfezionata nel tempo attraverso la pratica. Il modo migliore per imparare la tecnica del fitwalking è certamente quello di affidarsi a un istruttore esperto e seguire uno dei tanti corsi presenti su tutto il territorio italiano e che si posso trovare sul sito ufficiale dell'organizzazione Fitwalking (www.fitwalking.it).

Naturalmente è normale che la tecnica di un principiante o di chi desidera diventare un fitwalker per conto proprio presenti lacune, anche evidenti. Nel paragrafo precedente ho già evidenziato come aspetti legati alla nostra conformazione fisica possano influire sul fatto di commettere errori tecnici che possono essere superati tramite una pratica corretta e continuativa. Vi sono tuttavia alcuni errori piuttosto comuni, che penso sia utile affrontare in questa sede.

I piedi sono usati male

Gli errori nell'uso dei piedi possono avere cause differenti. C'è chi pone scarso vigore nel movimento a tampone (*vedi* p. 88), il che impedisce un'azione decisa, un passo veloce e ben aperto. C'è chi tiene le punte divaricate, senza arrivare ai cosiddetti piedi «a papera», ma impedendo in ogni caso un completo utilizzo della spinta (difetto inoltre esteticamente poco piacevole).

È necessario correggere da subito queste lacune per non buttare via tempo prezioso quando si avrà voglia di migliorare le proprie prestazioni di camminatore.

Il busto è troppo inclinato

Piegare il busto troppo in avanti, magari spezzando la linea continua tra capo e malleolo descritta in precedenza (*vedi* p. 105), è un errore piuttosto frequente, che non incide solo sulla postura ma anche sull'efficienza dell'azione; spesso è causa di dolori ai muscoli della schiena o della zona lombare.

Tra i modi più semplici per fare fronte a questo tipo di errore – ammesso che si possa ritenere semplice correggere un errore tecnico – è quello di ricordarsi sempre di assumere la corretta posizione di capo e collo (*vedi* pp. 105-107), con lo sguardo rivolto in avanti per trovare il migliore equilibrio posturale.

Le spalle sono troppo alte

Se nello sviluppo della nostra camminata riscontriamo l'abitudine a innalzare troppo le spalle significa che dobbiamo lavorare di più sulla mobilità e sulla coordinazione dei movimenti. Molto spesso questo errore è dovuto a una scarsa abitudine a mantenere una buona decontrazione, a una certa rigidità nel movimento a livello di articolazione della spalla e a difficoltà a mantenere con naturalezza l'angolo di piegatura del braccio all'altezza del gomito per cui ci si irrigidisce proprio a livello dell'articolazione della spalla.

Bisogna quindi evitare di mantenere troppo rigido il busto, andando di conseguenza a chiudere le scapole attorno alla colonna vertebrale: ci darebbe un aspetto impettito, e anche in questo caso il movimento delle spalle risulterebbe contratto e limitato.

Mai voler strafare

La tecnica del fitwalking – ma più in generale quella del camminare bene – è in fondo abbastanza semplice, proprio perché è una naturale derivazione diretta della biomeccanica del normale camminare. Spesso è quindi sufficiente non voler strafare, ovvero non accentuare esageratamente i movimenti per percepire le sensazioni di un'azione più decisa e vigorosa. Certo, l'azione del fitwalking deve esaltare i movimenti tipici del nostro normale camminare, ma non deve andare oltre una certa misura.

L'esagerazione non è legata solo ai singoli movimenti da compiere: spesso è anche dettata da una comprensibile – ma non utile – voglia di bruciare le tappe cercando di camminare più velocemente e più vigorosamente di quanto il proprio livello tecnico permetta. Il processo di apprendimento deve essere graduale; come dico spesso, la pratica è il primo alleato di una buona tecnica.

In modo particolare, all'inizio del vostro percorso di fitwalker, non stancatevi di provare. Ripetete più e più volte i vari movimenti. Sforzatevi di acquisire una gestualità naturale. Chi è seguito da un istruttore indubbiamente sarà avvantaggiato, potendo contare su uno sguardo esterno che lo guida. Chi fa da solo, invece, deve avere più pazienza, sforzandosi di trovare una buona sensibilità che gli permetta di «ascoltare» i propri movimenti giungendo di conseguenza a correggerli, cosa che richiede tempo, capacità coordinativa e confidenza con il gesto sportivo in genere.

Non c'è nulla da temere, però: il fitwalking è più semplice di quanto si possa pensare. Proprio perché nasce da un movimento estremamente naturale per tutti noi, è sufficiente seguire e applicare alcune regole di fondo, quelle che ho provato a illustrare in questo capitolo, e si può arrivare a ottenere un buon risultato. Come ho già detto, e lo ripeto perché lo considero un punto particolarmente significativo, avere una buona guida nell'apprendere la tecnica è importante, ma poi dipende da voi applicarvi e praticare con costanza e regolarità.

Gli strumenti per praticare fitwalking

Scarpe

L'ATTREZZO base per la pratica del fitwalking – e del cammino in generale – sono le scarpe.

Le calzature rivestono già un ruolo piuttosto importante per chi cammina abitualmente, e questa importanza aumenta sempre più mano a mano che l'abitudine si trasforma in un'attività tecnicamente più avanzata, magari di una durata considerevole.

La scarpa ha lo scopo di proteggere il piede e di accompagnarlo nel suo corretto movimento, pertanto la sua scelta assume un ruolo decisivo, sia dal punto di vista tecnico sia di quello della salute del piede. Non a caso una delle domande più frequenti che si pone chi inizia l'attività del fitwalking è proprio quella che riguarda il tipo di calzatura.

Partiamo innanzitutto ricordando le fasi del movimento del piede. L'impatto con il terreno avviene di tacco, più precisamente nella sua parte esterna. L'attacco è un momento impegnativo sia per il piede sia per la scarpa. In questa fase infatti il piede sostiene il peso del corpo che avanza e che dovrà poi distribuire progressivamente alla fase di rullata (l'azione temporale in cui il piede scende progressivamente verso il terreno per appoggiarsi completamente di pianta). Il movimento si conclude poi con la fase di spinta, suddivisa nelle sue parti iniziale, mediana e finale, terminando in punta all'alluce.

Riassumendo, il piede – e di conseguenza la scarpa – disegna un percorso che parte dal lato posteriore esterno, transita per la zona centrale e va a chiudersi sulla parte anteriore interna, in punta all'alluce. I produttori di scarpe progettano le calzature sportive proprio partendo dall'analisi di questo movimento.

In buona parte questo vale anche per le scarpe da corsa, con l'importante differenza del diverso impatto con il terreno nelle due specialità. È utile capire, pur nella similitudine delle due azioni, quali sono le differenze tecniche tra un piede che cammina e un piede che corre perché il mercato non offre ancora tantissime occasioni per reperire calzature specifiche per la camminata sportiva (quantomeno il mercato italiano: all'estero la situazione è diversa), anche se quasi tutte le maggiori aziende produttrici hanno in collezione una linea per il walking.

Senza scendere in dettagli eccessivamente tecnici, soffermarsi sulle principali differenze di movimento e assorbimento del carico può aiutare a fare una scelta più ponderata al momento dell'acquisto di una calzatura.

Gli aspetti più importanti da considerare sono due: l'ammortizzazione e l'appoggio.

* * *

L'ammortizzazione, ossia il lavoro che la scarpa deve fare per sostenere l'urto del piede, è una fase molto importante della corsa. Questa disciplina è infatti un susseguirsi di balzi, con una fase aerea più o meno ampia a seconda dell'efficienza e della qualità del corridore, che comportano un forte impatto del piede con il terreno; nei corridori amatoriali l'impatto avviene normalmente utilizzando il tacco, mentre negli atleti professionisti è più utilizzato l'avampiede.

Alcuni studi affermano che l'impatto a terra del piede arriva a sostenere anche sino a tre volte il peso corporeo della persona, quindi per ogni appoggio (e sono migliaia, se si corre a lungo) un corridore che pesa 75 kg può far ricadere sul proprio piede oltre due quintali! Ovviamente, più la scarpa è in grado di ammortizzare questo sovraccarico, più il piede sarà protetto. L'ammortizzazione della scarpa è data dal tipo di intersuola (ovvero dalla mescola della gomma utilizzata per produrre questa parte della calzatura), dalla sua altezza e dagli specifici inserti ammortizzanti, che si differenziano generalmente da azienda ad azienda: ci sono quelli con il gel, con l'aria, con gomme particolari e così via.

Essendo il cammino un'attività non caratterizzata da una vera e propria fase aerea, ma piuttosto un susseguirsi di passi in cui il contatto con il suolo si mantiene ininterrotto, il sovraccarico sul camminatore è decisamente inferiore. Si va da un sovraccarico inesistente, perché esattamente pari a quanto si pesa, fino a uno pari di 1,5 (ovvero una volta e mezza il peso del camminatore) se la camminata è molto energica. Facendo il medesimo esempio di prima, una persona che pesa 75 kg camminando sottoporrà il piede a un carico in appoggio che varierà, a seconda dell'intensità e del vigore della camminata, tra 75 e poco oltre i 100 kg.

A parità di movimento in appoggio (toccare il suolo di tacco), vi è una notevole diversità nel carico che il piede e la scarpa devono sostenere nella corsa e nel cammino. Questo elemento ci aiuta già a capire che una scarpa molto ammortizzata, con una intersuola piuttosto alta, un differenziale di altezza tra la parte anteriore e la parte posteriore piuttosto evidente, ovvero un inserto ammortizzante particolarmente protettivo, è poco utile a un fitwalker normopeso; invece, più il peso del nostro fitwalker aumenta, più una scarpa maggiormente protettiva può aiutare il suo piede, anche se non necessita di una struttura esageratamente ammortizzata (per i motivi ricordati prima).

Tale tipo di calzatura sarà invece utile per un corridore normopeso che compie allenamenti particolarmente lunghi, ed è inoltre consigliata per un corridore lento e con un peso superiore ai 75 kg o per uno decisamente pesante o con appoggi a terra molto lunghi, anche se la sua fase aerea sarà molto ridotta. In sostanza, sopra i 75 kg di peso è consigliabile aumentare progressivamente le caratteristiche di ammortizzazione e stabilità della scarpa, per proteggere il piede e le articolazioni coinvolte.

Una scarpa di media ammortizzazione, elastica e più leggera, si adatterà invece molto bene, pur nascendo come scarpa da running, per un camminatore veloce, fermo restando che se il peso è «importante» anche questo camminatore dovrebbe tenere in considerazione l'utilizzo di una calzatura maggiormente ammortizzata.

In Italia, per convenzione, le scarpe da running sono suddivise in quattro categorie, denominate A1, A2, A3 e A4 (dove le A1 sono quelle più leggere e meno ammortizzate). La scarpa ideale per un fitwalker è certamente una A2. Si tratta di una

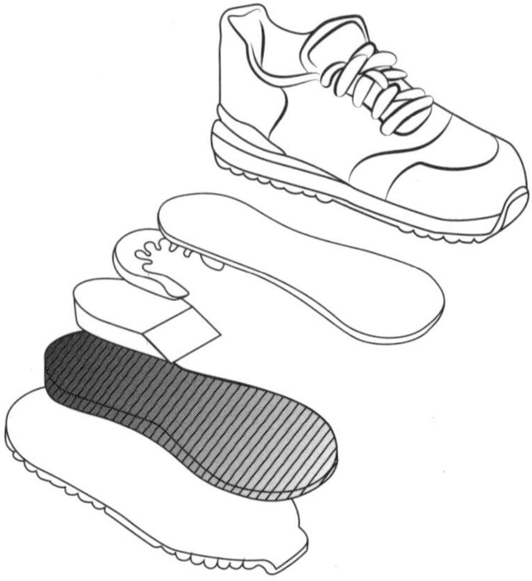

Le parti che compongono una scarpa sportiva.

calzatura dotata di una certa ammortizzazione e stabilità, ma nonostante ciò ancora abbastanza leggera e flessibile. Le scarpe A3 e A4 sono simili tra loro per caratteristiche di ammortizzazione e stabilità, hanno un'intersuola generalmente più alta e sono più pesanti. La differenza sta nel fatto che la categoria A3, detta «neutra», non presenta nessun sistema di modifica dell'appoggio, mentre la A4, detta anche «anti-pronazione», a livello di intersuola ha un meccanismo atto ad aiutare il piede a non cedere verso l'interno con la caviglia quando è sovraccaricato. Le scarpe A3 e A4 si adatteranno quindi soprattutto a fitwalker particolarmente pesanti, con un ritmo più lento e, spesso, anche «pronatori». Possono anche essere utili per i fitwalker che affrontano percorsi fuoristrada; se però questi ultimi diventano particolarmente sconnessi, con un fondo molto instabile e pietrisco, allora sarà utile orientarsi su una scarpa più specifica come quelle da trail running, progettate con una suola più scolpita e dal grip maggiore (anche se perdono qualcosa in elasticità e flessibilità).

Il secondo elemento distintivo è l'appoggio in fase di spinta (ma potremmo anche considerarlo per la fase di preparazione all'appoggio, come vedremo più avanti).

Durante il movimento della corsa il piede lascia il terreno (specialmente nei corridori amatoriali e meno veloci) decisamente prima di raggiungere la punta dell'alluce, preparando la fase aerea di sollevamento da terra in anticipo. La scarpa non ha generalmente necessità di avere una particolare flessibilità nella sua parte anteriore, e più i modelli sono protettivi, più accentuano questa caratteristica costruttiva che arretra il punto di piegatura.

Nel camminatore, invece, il piede lavora in continuo contatto con il terreno sino al termine della spinta. Una buona tecnica di cammino permette al fitwalker di spingere fino alla punta dell'alluce, sfruttando così per intero il contatto della suola con il terreno. Servirà quindi una scarpa che si fletta il più possibile nella parte anteriore, così da avere un'area di piegatura ben avanzata.

Un altro motivo per cui una buona flessibilità nella parte anteriore della scarpa è importante per un fitwalker è rappresentato dal movimento che le dita del piede eseguono nella preparazione all'appoggio.

Ricordate certamente che l'attacco (la fase di appoggio del

piede a terra con il tacco) è caratterizzato da un buon angolo tra il piede e il terreno, vale a dire che la punta del piede deve essere rivolta in maniera decisa verso l'alto. Per poter ottenere questo movimento è necessario che il piede esegua un'azione di retroversione delle dita verso l'alto, appunto per facilitare l'angolo di appoggio. Pertanto, più la scarpa è flessibile nella parte anteriore, più il movimento risulterà semplice e meno faticoso.

Anche l'altezza dell'intersuola può aiutare la fase di appoggio e la realizzazione di un buon angolo con il terreno. Più è alta, più è difficile aprire l'angolo.

Ci sono diversi elementi che ci possono aiutare a scegliere la scarpa migliore. Vediamo come procedere.

La scarpa non deve essere troppo ammortizzata e non deve avere un'intersuola troppo alta. Una scarpa classificata A2, quindi, è solitamente una scelta buona. Una A3 o A4 può essere l'alternativa per camminatori di corporatura più massiccia.

Perché non una A1? In effetti la A1 è una scarpa che ha ottime caratteristiche per fare fitwalking, ma è spesso troppo leggera e si adatta prevalentemente a camminatori leggeri e veloci. È la scarpa ideale per i marciatori agonisti, che infatti spesso la scelgono per le gare.

La scarpa, inoltre, deve permettere una buona piegatura nella parte anteriore. Come capire se possiede questa caratteristica? Per prima cosa si può prendere in mano la scarpa e piegarla. La maggior parte delle calzature da running tende a piegarsi più o meno al centro, pertanto una che si piega più avanti, verso l'avampiede, è da preferirsi a una che si piega a metà. Un altro aspetto importante è osservare i tagli scolpiti nella suola: più quelli presenti nella parte anteriore sono ravvicinati, più la scarpa avrà una buona flessibilità in questa zona; se invece i tagli sono molto distanziati, e quindi sono pochi, la scarpa risulterà più rigida. Purtroppo, non essendo un'esigenza molto sentita da chi pratica la corsa, non sarà facile trovare sul mercato scarpe da running con tagli di flessione che arrivano molto vicino alla punta della scarpa (caratteristica che si trova solo nelle calzature costruite appositamente per il cammino, ma che è difficile trovare sul mercato). Occorre allora adattarsi e scegliere, tra i vari modelli, quello che presenta tagli di flessione il più vicino possibile alla punta e/o valutare, provando la piegatura della scarpa verso la punta, quella che appare flettersi meglio e con più facilità.

Altro aspetto importante nella scelta della calzatura è la misura. Non fidatevi dei numeri tradizionali, sia quelli italiani (ossia 38, 39, 40...) sia quelli anglosassoni (come 9, 9,5, 10...), in quanto nascono da convenzioni di produzione e spesso ci sono differenze – anche notevoli – tra un marchio e l'altro. Cosa fare quindi? La cosa migliore è imparare a conoscere la lunghezza del proprio piede. Se andate a controllare una scarpa sportiva vi accorgerete che nella linguina interna troverete indicate sia le misure tradizionali che un numero che esprime i centimetri di lunghezza della scarpa; questo numero è esattamente uguale per qualsiasi marca. L'unica differenza può essere la vestibilità di un modello rispetto all'altro, vale a dire che una scarpa può essere costruita con caratteristiche più comode e un'altra con una struttura più affusolata, a seconda della specificità del marchio e del concetto di scarpa che avevano in mente i suoi disegnatori.

Per conoscere la lunghezza del proprio piede è sufficiente poggiarlo (ovviamente nudo) su un foglio bianco, disegnarne il contorno e quindi misurare la distanza tra i due punti più lontani (normalmente coincidono con la punta dell'alluce e l'estremità posteriore del tallone, ma in un piede in cui un altro dito – diverso dall'alluce – è quello più lungo, sarà necessario prendere la misura dalla punta di questo dito).

Questa misura permette di avere a disposizione in ogni occasione e per qualsiasi marchio il numero su cui basare la scelta della propria scarpa. Tenete sempre in conto che il piede, durante l'attività sportiva, tende a gonfiarsi leggermente, pertanto, anche per un maggiore comfort, occorre sempre aggiungere tra 5 e 10 millimetri alla cifra ottenuta dalla misurazione (anche per considerare la presenza della calza). Per fare un esempio, un piede che misura 27,3 cm avrà come riferimento una scarpa da 28 cm, in modo da lasciare un margine adeguato all'interno della calzatura.

Calze

La scelta della calza è un altro aspetto da non sottovalutare, e si lega sia alla decisione verso un certo modello di calzatura (in particolare per quanto riguarda la misura corretta) sia all'igiene e alla salute del piede.

Per prima cosa, è sempre meglio usare calze specifiche per lo sport. Oggi esistono calze prodotte esattamente in base alla misura in centimetri del piede. Non più quindi, come in passato, suddivise per blocchi di numeri (per esempio 36-38 oppure 42-45), ma etichettate a seconda della lunghezza: 26 cm, 27,5 cm, 28 cm... Questo permette alla calza di vestire il piede alla perfezione, diminuendo fortemente le problematiche legate alla salute come per esempio bolle, escoriazioni o eccessiva compressione.

La scelta della calza è basata sia su considerazioni tecniche sia personali. Come detto, è tecnicamente importante che essa sia specificatamente prodotta per fare sport, per garantire non solo l'utilizzo di materiali adeguati, ma anche comfort e salute al piede durante l'attività, per esempio per quanto riguarda la traspirazione, il mantenere asciutta la cute, l'avvolgere bene il piede.

La variante personale è rappresentata soprattutto dalla scelta dello spessore, tema piuttosto dibattuto e molto legato alle abitudini di ciascuno. Ciò che in assoluto è da evitare è l'alternanza tra l'uso di calze più pesanti e altre più leggere: visto che, come detto, è utile scegliere la misura della calzatura anche in base al tipo di calza utilizzata, variarne lo spessore può incidere sul comfort del piede all'interno della scarpa stessa. Inoltre non è vero che in inverno calze più pesanti proteggano di più dal freddo: oggi le calze «tecniche» sono costruite con materiali che possono mantenere il piede caldo anche se appaiono leggere. Va poi tenuto conto del fatto che il piede si scalda durante l'esercizio, pertanto una calza troppo pesante potrebbe risultare fastidiosa.

Chi ha una pelle molto delicata, soggetta facilmente alle escoriazioni, deve prestare particolare attenzione alla scelta delle scarpe ma anche delle calze. Innanzitutto bisogna accertarsi bene che queste ultime presentino cuciture molto curate oppure, ancora meglio, che siano realizzate senza cuciture. Attenzione però a evitare quelle che andavano molto di moda negli anni Settanta e Ottanta, le cosiddette calze tubolari, che presentavano una sola cucitura di chiusura, spesso molto evidente, ed erano realizzate in una misura universale perché non avevano la forma del piede, ma era questo che dava la forma alla calza. Queste calze non sono in grado di avvolgere il piede nel modo giusto, inoltre con i lavaggi tendono a perdere elasticità e quindi a calzare il piede sempre peggio; rischiano di formare piegature (proprio perché non avvolgono bene il piede) e accrescere il problema di irritazioni e abrasioni.

Le cuciture accentuano i problemi di abrasione e con il tempo possono irrigidirsi. È quindi necessario avere molta cura anche nella scelta esatta del numero di calzata: una calza troppo stretta, così come una troppo larga, può accentuare i problemi. Va prestata attenzione anche al momento in cui si indossa: occorre controllare che aderisca bene al piede, che non si formino pieghe e che venga infilata ben dritta. Una piccola piegatura della calza, con il susseguirsi dei passi, potrebbe incidere leggermente la pelle, oppure creare un maggiore sfregamento in quel punto e dare origine a bolle o escoriazioni.

Forse può apparire banale sottolineare queste cose, ma se si parla di salute e si pensa a un paziente diabetico, patologia in cui l'attività fisica è molto consigliata (il cammino in particolare), proteggere il piede è determinante quasi quanto svolgere l'attività. Se una piccola escoriazione in un soggetto sano è solo un minimo fastidio, per un diabetico potrebbe diventare un problema importantissimo, vista la difficoltà di cicatrizzazione da parte di questo tipo di soggetti.

Il piede è il sostegno e il motore principale di chi cammina, pertanto vale la pena prestare attenzione a tutto ciò che lo può rendere più efficiente e sicuro.

Anche la cura stessa del piede è importante. Teniamo sempre le unghie ben tagliate e pulite, usiamo delle creme per idratarne la pelle e mantenerla elastica (chi è particolarmente soggetto a bolle o escoriazioni può applicare un piccolo velo di semplice vaselina bianca o una crema apposita, prima di indossare le calze e uscire per la camminata). Anche questi piccoli accorgimenti ridurranno le problematiche legate alla cute del piede.

Abbigliamento

L'abbigliamento ideale del fitwalker rappresenta un mix di semplicità, praticità, efficienza, tecnologia e comodità.

Premesso che si tratta di un elemento meno essenziale della calzatura, sono comunque molti gli aspetti da considerare quando si sceglie l'abbigliamento migliore. Le principali esigenze cui deve far fronte sono legate al clima, quindi al caldo, al freddo, al vento, alla pioggia, all'umidità, più che al colore o all'abbinamento con il resto dell'outfit.

L'abbigliamento sportivo è molto cambiato, negli ultimi anni. Le nuove produzioni e i nuovi tessuti offrono oggi soluzioni che solamente dieci o quindici anni fa erano impensabili.

Parlare di vestirsi a strati, o «a cipolla», come si legge nei libri dedicati alla corsa e al fitness di pochi anni fa, è non solo superato: i giovani di certo non capirebbero di cosa si parla. Partire imbottiti per poi togliere o rimettere i capi a seconda del clima pare adesso una follia, eppure era pratica normale.

Quanti non ricordano la «maglia della salute» in lana che le mamme non solo consigliavano, ma pretendevano quando si andava a fare sport? Peccato che, sudando molto, la lana si inzuppava e al minimo cambio di clima, al primo spiffero gelido, si raffreddava addosso e facendo sentire un freddo incredibile, oltre naturalmente al rischio di una bronchitella che arrivava quasi regolarmente... In estate, invece, la maglietta di cotone faceva tutt'uno con la pelle, tanto che alla fine dell'allenamento si poteva anche strizzare, da tanto era sudata. Non nascondo che si provava un certo piacere a sentire e, soprattutto, guardare quella T-shirt appiccicata al torace, prova evidente della fatica appena fatta! Purtroppo, però, dal punto di vista igienico e della salute non era il massimo.

Con i nuovi prodotti dedicati a chi pratica sport, molte di queste situazioni sono superate. I tessuti di nuova generazione permettono, portandosi addosso un peso di pochi ettogrammi, di uscire a camminare anche con temperature molto rigide. In estate, poi, nulla si appiccica più addosso: siamo sempre asciutti e permettiamo alla nostra pelle di respirare. In caso di pioggia ci sono prodotti che riparano dall'acqua consentendo nello stesso tempo una buona traspirazione. Non vi è più il fastidio di indossare il K-way ritrovandosi inzuppati non solo per la pioggia, che inevitabilmente passa attraverso le cuciture, ma anche per colpa del sudore che l'effetto antitraspirazione ha accumulato sotto la giacca. Si tratta di materiali sintetici che possono far storcere un po' il naso a chi preferisce le fibre naturali, ma per chi fa sport all'aria aperta sono una benedizione.

Tutto questo rappresenta l'essenzialità, l'efficienza, la tecnologia. È una fusione di comodità e praticità e non è solo moda: si tratta di strumenti indispensabili per praticare al meglio l'attività sportiva in ogni situazione, stagione, clima e luogo.

I tessuti sintetici, tuttavia, hanno anche qualche difetto. Sono prodotti con materiali che faticano a perdere i cattivi odori. Nonostante i lavaggi spesso non profumano mai di pulito, anzi: più lavaggi subiscono, più il problema si evidenzia. Ovviamente, poi, più il prodotto è economico e di bassa qualità, più il disguido risulterà fastidioso. Naturalmente questo non significa che è meglio non lavare o lavare poco questi capi!

È innegabile che anche l'occhio voglia la sua parte, quindi anche l'attenzione alla moda del momento ha un certo peso nella scelta di un capo sportivo. Le case produttrici ne sono ben consapevoli e presentano novità sempre più accattivanti, non solo sotto l'aspetto tecnico ma anche sotto quello estetico.

Il mio personale consiglio quando si acquista un nuovo capo sportivo è quello di darsi delle priorità, ponendosi alcune domande per avere le idee più chiare. Ecco qualche esempio.

- In inverno esco a camminare in orari in cui fa molto freddo?
- Solitamente sudo molto se mi copro tanto?
- Mi sento più a mio agio con indumenti comodi o attillati?
- Considero i colori importanti solo da un punto di vista estetico o anche per la loro utilità? (Per esempio per un discorso di visibilità in situazioni di scarsa luce.)
- Ho necessità di capi che si asciugano in fretta?
- Cosa vorrei indossare per sentirmi fresco quando il tempo è molto caldo e umido?

Si tratta di domande pratiche che possono aiutare a compiere la scelta giusta, e che sarebbe utile porre anche al venditore per ricevere consigli da parte di un esperto in materia.

Intanto è importante sottolineare che non c'è un abbigliamento o un capo per tutte le stagioni. L'inverno ha le proprie esigenze, così come l'estate. In primavera e autunno possiamo assistere a cambi di clima repentini dovendo adeguare il nostro vestiario a questa instabilità.

Per le donne un capo molto importante è il reggiseno. Nel fare sport è meglio usare reggiseni studiati appositamente che non solo contengono il seno rendendolo stabile, ma che sono progettati per non creare fastidi alla pelle, irritarla o segnarla.

I guanti sono un altro capo a cui prestare attenzione, in modo particolare per chi soffre il freddo alle mani, un problema che può apparire marginale, ma che per molte persone è importante. Quando il clima è rigido e una delle poche parti scoperte sono le mani, è necessario sapere come proteggerle. Il vecchio guanto di lana è ormai superato: anche questo indumento viene oggi prodotto in materiali tecnici, leggeri e caldi allo stesso tempo. Non va comunque dimenticato che le mani si scaldano durante l'esercizio, quindi se proprio soffrite il freddo utilizzate pure i guanti, scegliendo tra le molte opportunità che il mercato dell'abbigliamento sportivo offre, ma evitate di usarli se vi accorgete che dopo un po' di tempo vi danno fastidio. Meglio soffrire il freddo per qualche minuto ma poi essere liberi piuttosto che toglierli e metterli in continuazione.

Riguardo alla testa va fatto un ragionamento un po' diverso. Un cappellino protettivo, magari non troppo pesante, è sempre meglio usarlo. La testa non si muove durante la camminata, quindi non ha modo di scaldarsi autonomamente. Anche in questo caso il cappellino in lana è superato, soprattutto se si fa un'attività intensa e prolungata. Più crescono l'impegno e la durata della camminata, più si suda, pertanto il berretto di lana protegge ma s'impregna di sudore e non solo esaurisce la propria funzione, ma corre il rischio di avere l'effetto contrario, fermando il sudore al proprio interno e abbassando la temperatura della fronte. Raffreddori e sinusite possono essere le conseguenze.

In estate, il cappellino è d'obbligo se si percorrono strade assolate. Sceglietelo sempre in colore chiaro – il bianco è l'ideale – perché attira meno i raggi solari. È anche opportuno che sia di un tessuto leggero e che abbia dei fori per permettere una buona traspirazione; in questo modo il sudore evapora e i capelli non rimangono troppo bagnati.

Per chi cammina in orari molto assolati l'ideale è, di tanto in tanto, bagnare il cappellino, strizzarlo e indossarlo nuovamente. Questa azione aiuta a mantenere più fresca la testa e a ridurre l'aggressività del sole.

La parte inferiore del corpo ha meno esigenze legate al clima rispetto a quella superiore, e per buona parte dell'anno si può uscire indossando semplicemente dei pantaloncini. Fate comunque in modo che anche questo indumento sia comodo, in un tessuto morbido che eviti che si formino escoriazioni per sfregamento nella zona interna delle cosce.

Si possono anche usare pantaloncini più aderenti in materiale elasticizzato, piuttosto pratici ma con il difetto di avere poco spazio per infilarci qualcosa. Il tema delle tasche dei pantaloncini non è secondario. Spesso non ci si pensa, ma non sempre si inizia a camminare partendo dalla propria casa; più frequentemente si deve raggiungere in auto il luogo dove praticare il fitwalking, con la necessità di avere un posto dove riporre le chiavi, oltre, magari, a qualche soldo per ogni eventualità, un fazzoletto e così via. Pertanto avere nel proprio outfit almeno una tasca, preferibilmente chiusa con una cerniera lampo, è quasi necessario.

Oggi sono piuttosto di moda dei pantaloni aderenti che arrivano sotto il ginocchio. In estate sono forse un po' eccessivi, ma nelle stagioni intermedie sono piuttosto pratici. Anche in questo caso, essendo aderenti ed elasticizzati, si evidenzia il problema della mancanza di una tasca dove riporre i propri oggetti personali.

Accessori

Quello degli accessori per lo sport è un tema così vasto che probabilmente necessiterebbe di un volume tutto suo. Voglio pertanto limitarmi a parlare degli strumenti che considero più importanti in riferimento al tema di questo libro. Le categorie principali sono: apparecchi che aiutano a svolgere meglio il fitwalking con riferimento a salute e benessere; la sicurezza durante la pratica; la possibilità di essere in contatto con altri appassionati.

Salute e benessere

Se si pratica il fitwalking con una certa attenzione agli aspetti del benessere e della salute, a mio parere l'accessorio indispensabile è un cardiofrequenzimetro, uno strumento che permette di controllare in ogni momento l'impegno cardiocircolatorio al quale ci si sta sottoponendo; detto in parole semplici, ci fornisce in tempo reale il livello del nostro battito cardiaco. Utilizzandolo è quindi possibile svolgere un lavoro molto controllato, senza eccedere nello sforzo e allo stesso tempo valutando se, al contrario, si sta facendo un'attività troppo blanda.

Normalmente ha la forma di un orologio da polso collegato wireless con una fascia toracica che rileva il battito cardiaco, che viene così visualizzato sul display dell'apparecchio. Ci sono anche strumenti che rilevano il battito direttamente al polso (funzionano pertanto senza fascia toracica), ma sono meno utilizzati dei primi.

Il mercato offre cardiofrequenzimetri di innumerevoli livelli, da strumenti che semplicemente ci forniscono i dati base, ossia il battito cardiaco, il tempo di allenamento, il cronometraggio e l'ora, fino ad apparecchi in grado anche di pianificare il nostro allenamento in base ai dati (valori aerobici, età, sesso) memorizzati in precedenza. Sono inoltre in grado di dirci quanta distanza abbiamo percorso, naturalmente cronometrare il tempo che abbiamo impiegato, calcolare la velocità oraria che abbiamo mantenuto e così via.

Un modello di fascia media va probabilmente bene per la maggior parte dei fitwalker, in quanto fornisce una gamma di dati sufficiente per una buona valutazione dell'esercizio senza eccedere con informazioni complesse e a volte perfino difficili da leggere.

Il cardiofrequenzimetro è uno strumento indispensabile innanzitutto perché non aiuta solo chi pratica l'attività ma, se si fa fitwalking per motivi di salute, anche il medico (meglio ancora il medico dello sport) nel dare le giuste indicazioni per svolgere al meglio l'esercizio. Questo è naturalmente importantissimo se parliamo di persone con patologie attività-sensibili, ossia che riscontrano benefici accertati scientificamente dall'utilizzo dell'esercizio fisico. Ma anche nel caso di semplice ricerca di benessere o di prevenzione primaria è comunque molto importante l'uso del cardiofrequenzimetro per modulare al meglio la propria attività.

Ricordo che i parametri per riconoscere un livello di attività lieve, moderato o intenso sono: 60-70% della frequenza cardiaca massima per l'attività lieve, 70-80% per quella moderata e 80-90% per quella intensa. Il valore della frequenza cardiaca massima si può calcolare in vari modi, ma il più semplice è la sottrazione dell'età dal numero fisso 220, ossia:

220 – età = frequenza cardiaca massima

Il vantaggio dell'uso del cardiofrequenzimetro è che non solo questo calcolo viene effettuato in automatico dallo strumento (anche in relazione ai dati personali inseriti in precedenza), ma viene tutto segnalato in modo diretto durante l'esercizio. Inoltre è possibile, negli strumenti che presentano questa funzione (sono ormai la quasi totalità), indicare delle «zone» di esercizio predefinite: si verrà quindi avvisati tramite un segnale acustico se non si sta praticando l'attività all'interno di questa zona, vale a dire se si sta spingendo in modo eccessivo o se al contrario si sta facendo un lavoro troppo blando.

Smartphone e activity tracker

Sugli smartphone è possibile scaricare applicazioni di vario tipo – in molti casi gratuite – in grado di dare informazioni riguardanti il benessere e la salute. Alcune sono dei semplici contapassi, altre possono anche indicarci la distanza percorsa, la velocità raggiunta, il consumo calorico stimato e via dicendo.

Personalmente ho sempre riscontrato una minore precisione nei dati forniti dagli smartphone rispetto a quelli dei cardiofrequenzimetri. I telefoni inoltre sono decisamente più scomodi sia nell'utilizzo sia nella consultazione, fatto salvo l'utilizzo di uno smart watch.

I cosiddetti activity tracker sono invece strumenti creati per aiutarci ad avere uno stile di vita corretto, nell'ottica di migliorare il nostro benessere e mantenere una buona salute. I modelli migliori hanno funzioni molto simili a quelle di un cardiofrequenzimetro, che infatti possono sostituire. Ciò che ai miei occhi appare eccessiva in questi strumenti, è la presenza di numerose misurazioni e indicazioni inutili, almeno per la grande maggioranza di persone che praticano fitwalking, il che finisce per dare un senso errato al «muoversi per stare meglio». Spesso può capitare, infatti, di sentirsi richiamati da un segnale acustico perché siamo fermi da troppo tempo ed è necessario ripartire. Alcune persone finiscono per essere realmente condizionate da tutto ciò, per non dire ossessionate. Impostano un programma su uno di questi strumenti (o su uno smartphone) e non accettano di non raggiungere l'obiettivo, vivendo alla fine i momenti di attività fisica come una costrizione e non come un piacere.

Sicurezza personale

Anche questo è un tema estremamente vasto, che tocca ciò che ognuno può fare per prevenire eventuali incidenti uscendo per strada, ma anche quello che potremmo – e dovremmo – pretendere da chi ci amministra per avere luoghi e percorsi sicuri dove praticare attività sportiva.

Una comunità preoccupata della qualità della vita dei propri membri dovrebbe essere molto attenta al fatto che essi facciano esercizio fisico, e che lo possano fare senza rischi. In Italia negli ultimi anni si sono sicuramente visti dei miglioramenti all'interno delle grandi città, ma non c'è dubbio che in questo settore siamo ancora molto indietro rispetto ad altri Paesi europei.

La prima regola da seguire per chi vuole praticare sport e allo stesso tempo essere attento alla propria sicurezza è quella di scegliere luoghi nei quali la circolazione di veicoli a motore è interdetta o comunque molto limitata, come i parchi pubblici, le piste ciclabili e pedonali e in generale aree poco trafficate. Nelle piste ciclabili non c'è il rischio di essere investiti da automobili o motociclette, ma va detto che a volte i ciclisti mal sopportano i pedoni per cui occorre comunque prestare una certa attenzione.

Questo naturalmente non ci protegge dalla possibilità di aggressioni o incontri spiacevoli, un tema anch'esso di grande importanza, e che ha come principale alleato la scelta di luoghi frequentati e non appartati, di orari di maggior affluenza, di aree ben illuminate, magari in compagnia di qualcuno.

Esistono anche accessori che ci possono venire incontro per quanto riguarda la nostra sicurezza personale. Se si va a camminare in zone dove l'illuminazione è scarsa, in special modo se vi è passaggio di auto, moto o bici, le fasce catarifrangenti sono un'ottima soluzione. Si possono indossare sopra gli indumenti e sono prodotte in materiali che riflettono la luce, rendendoci visibili anche a una certa distanza e quindi riducendo il rischio di venire investiti.

Se il buio è davvero intenso ci si deve preoccupare non solo di essere visti, ma di riuscire a vedere dove si mettono i piedi. Certamente non sono i momenti ideali per praticare, ma se proprio non ci sono altre soluzioni ci si può munire di una lampada frontale, cioè una pila munita di una fascia da mettere sulla testa, per illuminare la strada davanti a noi.

Contro le aggressioni è possibile portarsi appresso una bomboletta di spray urticante, ma non è sempre semplice farlo. Innanzitutto non è facile da tenere con sé durante l'attività; in inverno, o quando si è un po' più vestiti, si può mettere in tasca, ma in estate, quando si indossano solamente una maglietta e i pantaloncini corti, la si dovrebbe tenere in mano, il che naturalmente è molto scomodo. Le aggressioni, inoltre, avvengono per lo più all'improvviso e prendono alla sprovvista: anche tenendo la bomboletta in tasca probabilmente non si avrebbe il tempo di estrarla e usarla.

Fuori dalle città il problema spesso non è tanto quello del traffico, quanto quello di incontrare animali che potrebbero darci fastidio. Se si percorrono strade di campagna è molto facile imbattersi in un cane, che non sempre si riesce a vedere in anticipo perché potrebbe arrivarci alle spalle. Chiaramente i rischi sono maggiori nel caso di un cane aggressivo, ma anche uno assolutamente innocuo può comunque causare uno spavento, specialmente in persone che hanno un timore generalizzato verso questi animali; in questi casi un movimento sbagliato e improvviso, causato proprio dalla paura, potrebbe far innervosire anche un cane assolutamente tranquillo. Un consiglio pratico potrebbe essere quello di evitare di ascoltare la musica nelle cuffie se si sa che si sta per transitare in una zona dove ci potrebbero essere animali in libertà, poiché potrebbe impedire di sentirli avvicinare. Chi ha davvero paura può ricorrere a specifici apparecchi a ultrasuoni che infastidiscono gli animali, non facendoli avvicinare. Sono strumenti che funzionano abbastanza bene, anche se va detto che sono poco amati dagli animalisti in quanto per il cane (o altro animale) non è certo piacevole sentire le onde degli ultrasuoni.

Sempre connessi

Per molte persone poter comunicare con gli altri anche quando si esce a camminare è una necessità, e in alcuni casi anche una sicurezza. Se possibile, è certamente meglio evitare di usare il telefono in quei momenti che abbiamo scelto anche come antistress, per una ricerca di tranquillità, di benessere, di relax. Chiaramente il discorso cambia se l'uso del cellulare è collegato alla sicurezza personale e alla possibilità di comunicare in caso di pericolo, infortunio o qualsiasi altro disguido.

Un altro modo di rimanere in contatto con gli altri durante la pratica è l'utilizzo di una delle numerose applicazioni per smartphone che registrano i dati della nostra camminata e li rendono disponibili all'interno di una comunità di amici o appassionati in genere. Queste app stimolano il confronto fra persone che condividono la stessa passione sportiva e sono, tutto sommato, un «gioco» divertente.

Esiste anche una applicazione ideata appositamente per il fitwalking proprio con lo scopo di dare alle persone l'opportunità di conoscere alcuni dati sulla propria attività, ma anche di metterli a confronto con quelli di altri utenti o membri di una specifica community. Si chiama *Città per camminare e della salute* ed è scaricabile gratuitamente. Ne parleremo più avanti.

Certamente si tratta di «accessori» meno indispensabili di altri, legati a una scelta molto personale, ma hanno il pregio di non interferire troppo con l'attività e la sua sicurezza.

Dove praticare il fitwalking

Questo capitolo intende rispondere a una serie di domande che molti camminatori neofiti si pongono: dove è meglio praticare? Quali ambienti sono più adatti a una buona attività?

La tesi che sosterrò nelle prossime pagine è che ogni luogo ha caratteristiche idonee a farlo diventare ideale per soddisfare le esigenze di ciascuno: le differenti situazioni contribuiscono anche a far trovare stimoli particolari e motivazioni nuove per una buona pratica.

Un punto importante da considerare è quello di non farsi condizionare troppo dai luoghi che abbiamo a disposizione ma che a volte consideriamo poco piacevoli: non esiste un luogo poco piacevole in cui camminare! Forse possiamo essere più o meno attratti da certi posti, o possono essercene alcuni che sentiamo il desiderio di cambiare con maggiore frequenza, ma certamente non esistono luoghi che non possiamo utilizzare.

Di certo, però, esistono luoghi in cui la pratica è più semplice rispetto ad altri. Un'ampia area pianeggiante o poco mossa nelle vicinanze di casa invoglia di più a uscire in maniera costante e continuativa rispetto a luoghi costellati di lunghe salite e ripide discese.

Ciò che occorre tenere presente, però, è che si può camminare ovunque, e che il camminare rappresenta sempre una scoperta, una conquista, una fonte di sensazioni piacevoli. Gli ambienti, i tipi di terreno, gli orari possono essere variati con estrema semplicità... basta organizzarsi e la camminata diviene veramente una piacevole integrazione della nostra giornata.

Città

Il nostro excursus parte volutamente dalla città proprio perché spesso gli spazi urbani vengono considerati quelli dove è più difficile praticare il fitwalking. Mi capita con una certa frequenza di sentire persone che si lamentano per la distanza dei luoghi in cui è più piacevole camminare all'interno della città, oppure per la scomodità di raggiungerli con i mezzi pubblici. Alcune di queste considerazioni hanno un fondo di verità, ma altre, occorre dirlo, sembrano delle scuse belle e buone per non iniziare a praticare o per limitarne la costanza.

In città, in effetti, camminare è un esercizio che si può svolgere quasi ovunque. Chiaramente bisogna distinguere quale tipo di pratica poter fare, ma non mancano certo luoghi e occasioni per muoversi a piedi.

Mantenersi in forma camminando, di per sé, non richiede soluzioni particolarmente tecniche, pertanto una camminata a buon passo si può fare anche in pieno centro, magari evitando di farla diventare un'occasione per lo shopping, perdendo così quella continuità e decisione nella camminata che è tipica di un movimento che fa bene alla salute.

In ogni città italiana, tanto nelle piccole cittadine quanto nelle metropoli, esistono itinerari molto suggestivi e coinvolgenti in cui è possibile praticare il fitwalking. È sufficiente un po' di organizzazione e si possono facilmente trovare incantevoli aree dove camminare a passo svelto e continuativo non solo è un piacere, ma si può svolgere anche senza particolari limitazioni.

Anche nell'ottica della salute personale le grandi città possono essere un ambiente dove è facile praticare il fitwalking; non occorre nemmeno spostarsi dalle strade che circondano il palazzo dove si abita. L'Organizzazione Mondiale della Sanità suggerisce di camminare a passo svelto almeno 30 minuti al giorno, il che significa, in base al variare dell'età e della condizione fisica, una distanza che oscilla tra i 2 e i 3,5 km. Un percorso di questo tipo si può tranquillamente ricavare nelle vicinanze della propria casa, rendendo il quartiere dove abitiamo la nostra «palestra a cielo aperto».

Chi desidera dedicarsi a un'attività più intensa ha certamente la necessità di trovare luoghi più adatti, per ampiezza e organizzazione. I parchi cittadini, meta abituale di chi si dedica alla corsa, nei quali è possibile anche trovare indicazioni di distanza, fontanelle dove abbeverarsi, altre persone con la nostra stessa passione, rappresentano una soluzione ideale. Comporterà qualche sacrificio di spostamento, se non si ha la fortuna di averne uno sotto casa, ma ne vale certamente la pena.

La cosa fondamentale è iniziare a pensare che la città può essere tranquillamente vissuta a piedi. Spesso, anzi, si è più veloci spostandosi a piedi che utilizzando l'automobile o i mezzi pubblici. Inoltre, diventando dei camminatori abituali, sarà sempre più un piacere potersi muovere a piedi in città per qualsiasi esigenza dettata della nostra quotidianità. Si tratta di uno stile di vita che, secondo me, aiuta moltissimo anche il benessere mentale, in quanto camminare rilassa e aiuta a pensare, e può essere l'integrazione di attività più organizzate, o semplicemente un'abitudine che ci farà amare di più la nostra città e noi stessi.

Ambiente

Forse il termine «ambiente» può suonare un po' generico, ma è quello più usato dai camminatori che si informano su quale sia lo spazio ideale dove praticare il fitwalking, inteso come contesto naturale e non solo luogo fisico.

Tutti, prima o poi, sentiamo da qualcuno l'opinione secondo la quale il contesto giusto dove camminare è in mezzo al verde, dove l'aria è buona, il paesaggio è affascinante e il traffico non esiste. Nessuno però aggiunge delle specificazioni a questa idea, o più semplicemente delle alternative più praticabili da tutti e meno romantiche.

È indubbio che la scelta dell'ambiente in cui praticare fitwalking rappresenti un fattore molto importante, ma allo stesso tempo non deve trasformarsi in una ricerca utopica del luogo perfetto, o addirittura una scusante per rimandare l'inizio di un progetto di salute al cui centro c'è l'attività fisica.

Da questo punto di vista, l'ambiente urbano offre grandi vantaggi. Tra i primi vi è certamente quello di potersi muovere in un raggio abbastanza circoscritto, quindi per praticare non occorre spostarsi a grandi distanze; se si pensa ai ritmi della vita moderna, non è un vantaggio da poco: già il tempo a disposizione è limitato, e se si deve aggiungere a quello dell'esercizio anche quello per andare e tornare dalla sede di allenamento, è evidente che si crea un problema. Entra in gioco in questo contesto la tematica dei cosiddetti «determinanti ambientali». Con questa espressione si fa riferimento ad aree, strutture, situazioni, architetture, piani urbanistici, progetti di mobilità e viabilità che dovrebbero facilitare l'attività e l'esercizio fisico e sportivo. Si tratta di aspetti molto importanti. Sarebbe antipatico consigliare alle persone di fare movimento al fine di migliorare il proprio benessere senza pensare a come, dove e in che modo poterlo fare.

Pensare di riconsiderare le città – i grandi centri come le località minori – nell'ottica di politiche indirizzate in tal senso significherebbe dare un volto nuovo alla loro vivibilità, creando ambienti adatti alla salute e alla qualità della vita. Molto dipende da questo e forse, una volta intrapresa questa strada, il concetto stesso di «luogo ideale per la pratica» cambierebbe. Probabilmente non ci sarebbe più la necessità di sognare o cercare «luoghi ideali», perché potremmo averli a due passi da casa nostra.

In Italia stiamo procedendo a grandi passi e, direi, ponendoci all'avanguardia a livello mondiale. Per esempio è nato l'«Health City Institute», un organismo che studia i determinanti della salute nelle grandi città e propone soluzioni per contrastare lo sviluppo di tante patologie, a iniziare da quelle croniche non trasmissibili. Così come la FIDAL (Federazione Italiana di Atletica Leggera) che ha lanciato il concetto di «terza missione», ossia lo sport, che pur senza trascurare la sua vocazione naturale, si rivolge alla società civile per lanciare il messaggio di una pratica che coinvolga il cittadino, l'ente amministrativo locale e il mondo sportivo ai fini di un miglioramento della qualità di vita, della vivibilità urbana e dei territori e della salute. La nascita – sempre in ambito FI-

L'APP «CITTÀ PER CAMMINARE E DELLA SALUTE»

A proposito di città, l'organizzazione Fitwalking, stimolata anche dalle sollecitazioni arrivate dal mondo sanitario e dalla diffusione sempre maggiore di questa disciplina in ambiti preventivi, ha realizzato l'applicazione *Città per camminare e della salute* per smartphone e tablet, scaricabile gratuitamente nelle diverse piattaforme.

Non credo sia necessario oggi spiegare cosa sia un'applicazione o applicativo. Le app, come siamo abituati a chiamarle, hanno un uso quotidiano da parte di quasi tutti noi.

Città per camminare nasce in Piemonte come progetto pilota, con la finalità di suggerire percorsi cittadini adatti a una pratica sia salutistica sia sportiva. Successivamente, dietro sollecitazione degli ambienti sanitari, il progetto prende una dimensione nazionale acquisendo la denominazione definitiva di *Città per camminare e della salute*, accompagnato dalla realizzazione di una guida cartacea intitolata *Passaporto delle città per camminare e della salute*. Il nome vuole indicare come questa guida abbia proprio una funzione simile a quella di un passaporto: come questo permette l'accesso in tutti i Paesi, la guida rappresenta un «lasciapassare» che ci consente di accedere a percorsi di salute ed esercizio fisico alla portata di tutti. Nel progetto vengono coinvolte una trentina di città in tutte le regioni italiane. Nell'ultimo anno (2017) Roma è stata inserita nel progetto «Cities Changing Diabetes», un programma internazionale che vuole promuovere iniziative e studi a favore di un contrasto all'aumento delle patologie croniche non trasmissibili che sono sempre più evidenti nelle grandi città. Roma si aggiunge a molte altre realtà come: Pechino, Houston, Shanghai, Vancouver, Copenaghen, Città del Messico, Johannesburg eccetera. Tra le attività che hanno caratterizzato l'inserimento di Roma in questo progetto internazionale vi è l'attenzione al suggerimento di opportunità di pratica di movimento fisico ai cittadini. Si sono scelti e suggeriti cinquanta percorsi pedonali su Roma Urbe e Roma

Città Metropolitana con oltre trecento chilometri messi a disposizione delle persone per muoversi a piedi. Questo fa oggi di Roma la prima «Walking City» europea. Un successo significativo, che potrà nei prossimi anni essere replicato in altre realtà metropolitane italiane.
L'ultima fase di questa iniziativa è appunto l'applicazione. La motivazione rimane la stessa: suggerire alle persone luoghi e situazioni per camminare nelle aree cittadine, stimolando e motivando alla pratica. L'app permette di fornire suggerimenti e raccogliere dati che aiutino la pratica e permettano di guardare alla salute delle persone, e allo stesso tempo invita a rendersi conto di quanto il camminare faccia bene anche alla città, in termini di mancate emissioni di CO_2 nell'aria non utilizzando veicoli a motore.
Perché questa applicazione? Intanto perché nel mondo del fitwalking è nato un nuovo settore, denominato WALKin, specifico per l'utilizzo di questa pratica in progetti e programmi dedicati alla salute. Inoltre perché l'innovazione tecnologica è fondamentale per permettere al progetto stesso di essere in continuo sviluppo, offrendo aggiornamenti in tempo reale sui nuovi percorsi proposti.
Lo scopo diviene quindi quello di legare i temi dell'ambiente, della salute, dell'esercizio fisico, della mobilità sostenibile, della cultura e della difesa delle tradizioni in una proposta nuova, con uno strumento moderno e una possibilità di utilizzo molto ampia, potendo far sì che il rapporto tra città, cittadino, salute, ambiente e movimento divenga sempre più interattivo.
Salvaguardare la salute, oggi più che mai, è un obiettivo primario delle persone, come ci ricorda una recente ricerca realizzata nella città di Roma, che ha evidenziato come la tutela della salute sia considerata la priorità numero uno per i cittadini della capitale.
L'utilizzo di questa applicazione è semplice e intuitivo. Una volta che si è registrato il proprio profilo, si entra nella pagina di navigazione vera e propria: appaiono tre icone principali che rimandano ai possibili percorsi da visionare, a un percorso personale da suggerire e alla pagina dedicata alla nostra salute.

segue

Le amministrazioni cittadine, ma anche associazioni e gruppi sportivi, possono trasformarsi in vere e proprie comunità alle quali aderire per mettersi in contatto virtuale con tutti gli altri utenti (tramite l'icona «Community»). In questo modo sarà possibile pubblicare i dati della propria pratica, come per esempio la distanza percorsa e il tempo impiegato, dando vita a un confronto interno alla community. Si tratta insomma di una stimolazione e una motivazione a mantenersi attivi in un contesto di condivisione con gli altri.
Al termine della sessione sportiva l'applicazione permette di controllare quanto la camminata abbia prodotto in termini di chilometri percorsi a piedi e quanto questi abbiano contribuito alla riduzione di CO_2 nell'aria.
È uno strumento che in futuro potrà offrire ulteriori opportunità al mondo della salute, se esso vorrà approfittare di un mezzo del genere, che si può ritenere vicino al concetto di «telemedicina» - in questo caso una «telemedicina della prevenzione» che sarà in grado di monitorare i pazienti e offrire ai medici di base e agli specialisti dati reali sull'utilizzo dell'esercizio fisico prescritto ai pazienti stessi. Si potrebbe realizzare così un progresso importante anche nella conoscenza diretta e personalizzata dell'efficacia del cammino come prevenzione.

DAL – del progetto «Città della corsa e del cammino – bandiera azzurra» che vuole promuovere una rete di *città* (città della corsa e del cammino) e all'interno di questa rete ogni anno assegnare un certo numero di bandiere azzurre (colore simbolo dello sport italiano) alle città che portano avanti con particolare impegno questi obiettivi. Un bel segnale dell'attenzione del mondo dello sport alle nuove necessità del cittadino. L'atletica italiana ha il merito di essere la prima, in ambito sportivo, a pensare a questa terza missione: prima tra le Federazioni e prima ancora del CONI (Comitato Olimpico Nazionale Italiano) stesso.

«Ambiente», quindi, è tutto ciò che ci circonda, un luogo preferibilmente sano e pulito, a partire dall'aria che respiriamo, un fattore importante ma spesso poco considerato. Se abbiamo la possibilità di svolgere la nostra attività fisica in un luogo poco inquinato, o il meno inquinato possibile, è naturalmente meglio, anche se questo non deve essere l'elemento che condiziona o ci impedisce la pratica. Se infatti uno spazio del genere non è alla nostra portata in termini logistici, questa cosa non deve obbligatoriamente frenarci.

In altre parole, dobbiamo mettere sui due piatti della bilancia fattori positivi e negativi, cercando di valutare quali siano quelli preponderanti. Molti esperti per esempio sostengono che, seppure con le dovute cautele e attenzioni, sono più rilevanti i vantaggi del muoversi anche se la pulizia dell'aria non è ottimale, rispetto agli svantaggi di respirare un'aria non incontaminata.

In un contesto urbano, quindi, tra i determinanti ambientali della salute quello della qualità dell'aria non è al primo posto: l'esercizio fisico, necessario per garantire il benessere delle persone, si posiziona più in alto. Questo rafforza l'idea che innanzitutto la cosa importante è muoversi, essere attivi, non rinunciare all'attività fisica, anche se a volte possiamo essere costretti a svolgerla in condizioni che non riteniamo ideali.

Ci sono però alcuni casi nei quali l'ambiente, inteso proprio dal punto di vista della qualità dell'aria, ha invece rilevanza e bisogna stare attenti. È evidente che non è consigliabile camminare in aree piuttosto inquinate se si soffre di patologie respiratorie. In questo caso è meglio investire un po' più di tempo negli spostamenti e raggiungere luoghi nei quali l'aria è più pulita.

«Ambiente», naturalmente, comprende anche tutto quello che ci circonda lungo la strada che percorriamo. Non è un elemento determinante per l'esercizio in sé, ma contribuisce al godimento dell'esperienza. Non pensiamo subito a luoghi incantevoli dal punto di vista paesaggistico: non sono solo boschi, laghi, montagne, strade a picco sul mare a emozionarci, anche un itinerario storico-architettonico può risultare molto piacevole. Il mio pensiero, in questi casi, va sempre alle piccole o medie città di provincia di cui è ricco il nostro Paese: quanta bellezza possiamo trovare nel percorrerle a piedi! Un centro storico, un borgo antico, una collina tra i vigneti, o anche una semplice stradina di campagna possono darci suggestioni uniche.

Il «nostro» ambiente, quindi, possiamo averlo a disposizione, cercarlo, trovarlo occasionalmente o semplicemente imparare a variarlo costruendo noi stessi i nostri itinerari, unendo curiosità, cultura, esercizio fisico e piacere personale, tutto ciò unito alla gioia della scoperta di luoghi sempre nuovi.

Se adesso passiamo a declinare il nostro discorso sull'ambiente da un punto di vista tecnico, possiamo provare a capire come organizzare e gestire la pratica in situazioni specifiche. Camminare in salita è diverso rispetto a farlo in pianura? Quali differenze ci sono nella pratica e nella tecnica del fitwalking sulle varie superfici, come per esempio sabbia o asfalto? I prossimi paragrafi proveranno a dare delle risposte a queste domande.

Percorso sterrato

«Sterrato» è un termine generico per indicare una strada non asfaltata, in terra compatta, erba o pietrisco. Esistono quindi molte tipologie di sterrato: c'è quello in terra battuta ben levigata (che in certi casi può avvicinarsi quasi all'asfalto), quello ricoperto di ghiaino, quello pietroso, quello erboso... Insomma, diverse superfici che genericamente vengono indicate con l'espressione «strada sterrata» ma che in effetti presentano tra loro differenze rilevanti.

Dal punto di vista tecnico, non ci sono molte differenze tra un percorso in asfalto e uno sterrato, se la loro conformazione è pianeggiante. Non cambia l'atteggiamento, e in modo particolare quello posturale, ma alcuni elementi rendono la tecnica un po' meno efficace su un suolo più accidentato.

Prendiamo in esame, per esempio, uno sterrato liscio in terra battuta. Da un punto di vista meccanico la tecnica non cambia rispetto all'asfalto, che, va ricordato a scanso di equivoci, rimane la superficie ideale per una buona camminata veloce. I movimenti sono esattamente gli stessi che sono stati presentati in precedenza parlando della tecnica del fitwalking. La superficie liscia non impedisce appoggi decisi, incisivi, e nemmeno una buona fluidità nell'insieme del gesto. Una piccola differenza esiste nella fase di spinta, che come vedremo è quella che più modifica la pratica sui diversi tipi di sterrato menzionati.

Su questo tipo di superficie tale differenza è minima, tanto che probabilmente un fitwalker non esperto o un camminatore di livello amatoriale neppure la avvertirebbero; invece chi ha una camminata particolarmente incisiva, chi ha forte sensibilità tecnica e chi usa in prevalenza percorsi in asfalto si accorgerà che non riesce a realizzare la stessa qualità di spinta sullo sterrato, anche liscio.

Cosa succede nello specifico? Questa superficie non offre la stessa aderenza dell'asfalto, quindi nel terminare la fase di spinta perdiamo aderenza con leggero anticipo. È come se si scivolasse leggermente nel concludere l'azione che ci porta a spingere sino in punta all'alluce. Questo minore *grip* rende la spinta meno efficace; in questo modo si fatica un pochino in più a tenere la medesima andatura rispetto a una strada asfaltata.

Se la strada sterrata, sempre sostanzialmente pianeggiante, è ricoperta di ghiaino, avvertiremo questa perdita di spinta ancora di più. A parità di impegno la velocità sarà sensibilmente più lenta e si percepirà una maggiore fatica muscolare. Anche il piede in appoggio tenderà ad avere una risposta rallentata, affondando leggermente nella ghiaia e costringendo quindi la coscia a un lavoro maggiore. Il risultato generale sarà una minore fluidità di azione, e in particolare un gesto meno dinamico. Anche in questo caso, ad avvertire maggiormente queste diversità rispetto all'asfalto sono i camminatori più preparati, veloci ed esperti.

I problemi aumentano quando la strada diventa pietrosa. Non solo la nostra spinta avrà una minore efficacia, ma rischieremo spesso di perdere anche la giusta postura. Si dovrà fare attenzione all'appoggio del piede, al fine di evitare i sassi e rischiare una storta, lo sguardo sarà diretto molto spesso verso il basso, con conseguente spostamento in avanti della testa e inclinazione del tronco.

Usare questo tipo di percorsi per una buona camminata – soprattutto una camminata decisa, vigorosa e rapida – non è l'ideale. Forse una semplice passeggiata potrebbe risultare meno influenzata da simili condizioni del terreno, ma occorre sempre stare attenti all'appoggio dei piedi: guardate bene dove li mettete, perché anche a velocità ridotte è possibile una distorsione. Inoltre, se non si è più giovanissimi, la qualità muscolare è minore, anche se si è comunque in buone condizioni fisiche, e camminare su percorsi particolarmente sconnessi presenta dei rischi. Se piove o vi è molta umidità questi terreni diventano scivolosi, e un appoggio meno stabile del consueto potrà facilmente farci cadere a terra.

I problemi che possiamo incontrare sugli sterrati erbosi rappresentano un mix di quelli di cui abbiamo parlato a proposito delle superfici ghiaiose e pietrose. La spinta del piede risulta molto limitata, gli appoggi incerti e, se l'erba è bagnata o umida, molto scivolosi. In queste condizioni giocano un ruolo fondamentale le scarpe: una calzatura adatta alla pratica su sterrato, con una suola più sagomata che garantisce maggiore aderenza, è una scelta quasi obbligata.

Tutto ciò, naturalmente, non deve portarci alla conclusione di stare alla larga dai percorsi sterrati, di qualsiasi genere essi siano. Bisogna però stare attenti poiché in queste particolari condizioni la tecnica subirà delle variazioni – piccole o grandi – che bisogna conoscere e adattare alle esigenze del momento. Inoltre l'efficacia della camminata potrà ridursi: in modo particolare per chi ci tiene a mantenere inalterata la tecnica di fitwalking, questi percorsi risulteranno ostici ma allo stesso tempo anche utili per un lavoro muscolare suppletivo. Va comunque detto che chi pratica frequentemente su percorsi sterrati adatterà certamente la propria tecnica e il modo di affrontare la strada rispetto a chi lo fa saltuariamente, arrivando pertanto ad adeguare in maniera quasi naturale tecnica ed efficienza della camminata, trovando il giusto equilibrio e la condizione corretta per affrontare questo tipo di strade.

Percorso in salita o in discesa

Potrebbe sembrare strano riunire sotto un unico titolo questi due aspetti che, appare piuttosto evidente, rappresentano due condizioni opposte: certamente non si cammina – e ancor più non si pratica fitwalking – allo stesso modo salendo o scendendo. La scelta è stata dettata dalla considerazione che difficilmente all'interno di una sessione di pratica si affronta solo una di queste condizioni: se si decide di affrontare un percorso in salita, si dovrà prima o poi fare ritorno affrontando una discesa. Se si cammina su percorsi misti, ondulati o anche vallonati, obbligatoriamente si affronteranno tratti con pendenze a salire e poi a scendere. Il fitwalker, pertanto, molto spesso si trova a dover cambiare – o meglio ancora si dovrebbe dire «adattare» – la propria tecnica a questi cambi di pendenza.

La salita

La salita è certamente più difficoltosa da affrontare dal punto di vista fisico e dell'impegno cardiocircolatorio e muscolare, ma è meno condizionante sotto l'aspetto tecnico rispetto alla discesa. La tecnica di fitwalking chiaramente cambia, dovendo salire verso l'alto, ma l'azione in generale manterrà una certa fluidità.

Iniziamo considerando quello che succede davanti ai nostri piedi quando la strada sposta il proprio piano verso l'alto; più la pendenza salirà, più dovremo proiettare il nostro corpo non solo in avanti ma anche in su, ossia a superare una specie di ostacolo. La spinta del piede sarà quindi indirizzata verso una linea tendente decisamente verso l'alto, mentre sui terreni pianeggianti questo tipo di movimento è molto ridotto dal momento che si tende piuttosto a facilitare una linea di avanzamento orizzontale.

Proprio per il fatto che l'asse si inclina verso l'alto, avremo una ridotta possibilità di estendere il nostro passo, in quanto troveremo la base di appoggio molto prima rispetto a quando camminiamo su un piano orizzontale. Anche il piede in appoggio ridurrà molto il proprio angolo con il terreno, essendo in parte già compensato dall'angolo di pendenza della strada.

Il passo si accorcerà e la fase di molleggio del ginocchio (ossia il movimento di piegatura della gamba all'altezza del ginocchio) risulterà più accentuata, proprio per la difficoltà a estendere bene la gamba di appoggio.

Le variazioni non riguardano solo gli arti inferiori, ma anche la parte superiore del corpo, ovvero quello che viene definito l'«aspetto posturale». Il cambiamento maggiore interessa il busto, che siamo costretti a spostare in avanti per affrontare la pendenza e poter avanzare; se dovessimo tenerlo eretto, ovvero nella posizione normale che abbiamo camminando in piano, ci troveremmo a ogni passo ad averlo arretrato rispetto al baricentro. Inoltre, con il busto che si sposta in avanti viene facilitato il lavoro di spinta del piede nel compiere lo sforzo di salire avanzando. Allo stesso tempo, però, dovremmo fare in modo di non spezzare (o di farlo il meno possibile) la linea immaginaria che passa attraverso testa, busto e malleolo, così da non piegarci in due all'altezza del bacino sottoponendo la parte bassa della schiena a un lavoro eccessivamente intenso.

Le braccia non variano il proprio movimento, ma, cosa che notiamo molto bene quando affrontiamo un tratto in salita particolarmente impegnativo, esse lavorano molto intensamente per aiutare gli arti inferiori a compiere un movimento più impegnativo e che necessita di maggior vigore.

La discesa

Rispetto alla salita, quando camminiamo in discesa diminuisce l'impegno cardiocircolatorio ma aumentano le difficoltà meccaniche e l'adattamento tecnico.

Un percorso in discesa mette l'azione tecnica in una condizione più complessa e, cosa che non andrebbe mai dimenticata, l'impegno muscolare è molto elevato se la pendenza è piuttosto accentuata. Questo deve porre in allerta in special modo le persone meno giovani, perché se la discesa è ripida e piuttosto lunga il rischio di cadute aumenta proprio in relazione al rischio di perdere via via forza muscolare.

Naturalmente non occorre preoccuparsi oltre il necessario, ma è sempre meglio tenere alto il livello di attenzione: se si inizia a sentire le gambe stanche e ad avvertire qualche cedimento è consigliato fermarsi subito, recuperare un attimo e poi riprendere il cammino con calma e concentrazione. Sto parlando naturalmente di discese piuttosto ripide e lunghe, ancor più se il terreno è accidentato, situazioni e luoghi dove praticare un corretto fitwalking è molto difficile e dove si scende semplicemente con una camminata controllata. Si tratta di percorsi che spesso comprendono un'andata e un ritorno fra tratto in salita e in discesa.

Quella che si può affrontare in modo dinamico e deciso, utilizzando propriamente la tecnica del fitwalking, è una discesa di media pendenza, che può essere lunga o breve e che normalmente è parte di un tracciato misto (quindi non completamente pianeggiante).

Questo tipo di discesa ha certamente un impatto sulla tecnica, più o meno evidente a secondo proprio della pendenza che si affronta. Naturalmente anche il tipo di terreno può avere una certa rilevanza: a differenza della salita, dove il passo rallenta e gli appoggi sono maggiormente controllabili, in discesa spesso la velocità aumenta, così come la rapidità dei movimenti, pertanto la fase di appoggio può risentire maggiormente dell'instabilità del terreno. Il consiglio è quello di stare sempre molto attenti nell'affrontare dei tratti in discesa su terreni poco lisci, perché non è difficile rischiare di infortunarsi appoggiando male il piede.

Vediamo come occorre adattare la tecnica al cambio di pendenza. La discesa, a differenza della salita, mette sotto i nostri piedi un piano inclinato verso il basso, pertanto con un appoggio che avanza proprio perché entra in contatto con il terreno più avanti.

Pensate adesso di tracciare su un foglio una retta orizzontale e poi, partendo dal suo punto iniziale, di tracciarne un'altra di pari lunghezza ma con inclinazione verso il basso. Ora immaginate di muovere il passo sulla prima riga e al momento in cui il tacco dovrebbe toccare la linea essa viene cancellata. Cosa succede? Sotto questo piede vi è come un vuoto ed esso cade quindi verso il basso, andando ad appoggiarsi sulla linea inclinata in un punto più avanzato rispetto a quello che si sarebbe raggiunto sulla linea retta.

Questo è proprio ciò che accade al nostro movimento quando camminiamo in discesa: il punto di appoggio ci «scappa» in avanti. Cosa succede dal punto di vista tecnico? Si tende ad andare verso il basso, così che la spinta segua la linea discendente inclinata. La gamba avanzante formerà un angolo maggiore rispetto alla linea centrale del corpo, effettuando una leggera frenata al momento dell'appoggio, a volte anche più sostenuta se la discesa è molto accentuata. Tutto ciò per limitare un'eccessiva velocità, che passo dopo passo risulterebbe in aumento e sempre più difficile da controllare. In fase di appoggio il ginocchio tende a flettersi maggiormente per ammortizzare questa «caduta» improvvisa, mentre la spinta posteriore risulta meno prolungata, al fine di non incrementare eccessivamente la propulsione.

Tuttavia l'aspetto più complesso quando si affrontano dei tratti in discesa è mantenere la fluidità di movimento. A seconda della pendenza si potrà avvertire una sensazione quasi di rigidità, di un'azione poco continuativa; ciò è determinato da due fattori: uno è l'attimo di frenata che avviene nel momento dell'appoggio, descritto poco fa, l'altro è la mobilità di bacino molto più elevata che viene richiesta per non perdere appunto continuità e fluidità di movimento. Siccome in genere le persone non hanno una mobilità di bacino sviluppata come quella di un marciatore sportivo, che usa la rotazione delle anche in modo molto accentuato, questa percezione di scarsa fluidità di movimento sarà avvertita ancora di più.

In discesa il busto tende ad arretrare leggermente rispetto alla linea centrale, così da rendere meno complessa la fase di appoggio e frenata. Se esso fosse proiettato leggermente in avanti si rischierebbe di aumentare ulteriormente la velocità, con un peso maggiore da sostenere da parte del piede e della gamba che avanzano, e risulterebbe molto difficile frenare. Un'azione di questo tipo – cioè con il busto in avanti – ci porterebbe dopo pochi passi in discesa a iniziare quasi senza accorgercene a correre, in quanto non saremmo più in grado di controllare la tecnica di fitwalking.

Il movimento delle braccia cambia poco, anche se spesso

avviene una riduzione dell'angolo del gomito, in funzione di un ulteriore rallentamento della velocità.

Non pensate, comunque, che sia complesso eseguire tutti questi cambi di movimento. Nella realtà si tratta per lo più di azioni di adattamento naturale che avvengono in maniera praticamente spontanea. Ciò che è importante imparare è come controllarle bene, facendo in modo che tanto in salita quanto in discesa il movimento si sviluppi naturalmente e senza troppi condizionamenti.

Con il passare del tempo, se si affronteranno con frequenza percorsi caratterizzati da salite e discese, l'adattamento tecnico risulterà sempre più naturale, anche in funzione di un miglioramento muscolare complessivo: sarà anzi un piacere percorrere strade che alternano varie pendenze, spesso caratteristiche di luoghi paesaggisticamente molto belli.

Percorso sulla sabbia

La sabbia è uno tra i terreni più difficili su cui praticare fitwalking. Se si vuole eseguire una camminata decisa, dinamica ed energica l'ideale è trovare tratti di sabbia ben compattata dalle onde, cosa che avviene più facilmente al mattino.

La sabbia fine e morbida delle spiagge più turistiche presenta maggiori inconvenienti, visto che i piedi sprofondano di più, con conseguenti cambiamenti nelle fasi di appoggio e spinta. Camminare su questo tipo di sabbia comporta una camminata morbida, dove la spinta non è determinante per la qualità e dove i tempi dei diversi movimenti non necessitano di un particolare dinamismo.

Il piede, affondando in fase di appoggio, costringe il corpo ad abbassarsi, e la sua spinta faticherà a trovare il giusto ancoraggio per riuscire a sprigionare la forza abituale. Proprio la mancanza di stabilità e consistenza nella fase di spinta è la causa di una certa difficoltà a incedere in modo efficace e continuativo. Chi ha avuto occasione di provare a fare fitwalking su questo tipo di terreno, magari cercando di raggiungere una certa velocità, si sarà accorto di come si perdano tempi di appoggio – e a volte addirittura l'equilibrio – con la sensazione quasi di inciampare o di sbandare.

Dal punto di vista tecnico, una camminata dinamica e vigorosa effettuata su una sabbia poco compatta comporta molti cambiamenti. La mancanza di un saldo ancoraggio con il terreno spinge il camminatore a piegare il busto molto in avanti, proprio per non perdere ulteriore intensità e continuità di movimento. Ciò avviene nella maggior parte dei casi andando a spezzare la linea di continuità tra testa, bacino e malleolo, piegandola all'altezza della parte lombare; in altre parole il busto si sposta in avanti piegando verso il basso, mentre il bacino rimane arretrato. La fase di appoggio del piede perde quasi completamente l'azione di rullata, in quanto il tacco affonda nel terreno lasciando che la pianta trovi invece la sabbia sotto di sé senza la necessità di giungere su un piano orizzontale; in tali condizioni, come è facile immaginare, i tendini della caviglia e quello di Achille vengono sottoposti a un lavoro supplementare, con un aumento del rischio di infiammazioni tendinee e affaticamento muscolare.

Non è raro vedere persone passeggiare su una spiaggia – perché in effetti si tratta più di una passeggiata tranquilla che di una camminata vigorosa – utilizzando i classici bastoncini. L'idea comune è che questi strumenti aiutino a sopperire alla maggior difficoltà di spinta, con il piede che affonda nella sabbia, ma in realtà essi offrono solo maggiore stabilità ed equilibrio, ma non aiutano in fase di spinta!

Per concludere, può andare bene sfruttare anche la spiaggia per la propria pratica, ma va fatto con attenzione, in particolare se la superficie non è compatta. Più che al fitwalking, come dicevamo, si può pensare di dedicarsi a piacevoli passeggiate, magari – sempre che il fondale lo permetta – entrando nell'acqua fino al ginocchio (e non oltre); in questo modo si sfrutta la resistenza del liquido facendo lavorare più intensamente i muscoli delle gambe. Camminare nell'acqua, inoltre, ha anche ottimi effetti dal punto di vista circolatorio.

Percorso nel bosco

Il bosco è uno dei luoghi più frequentati da chi ama camminare, ma anche questo ambiente registra delle complessità dal punto di vista del terreno (seppure queste siano molto inferiori alla sabbia), che per lo più si presenta abbastanza compatto e liscio, con un fondo morbido ma non troppo molle.

Camminare nel bosco è, soprattutto, un grande piacere per la sensazione che offre di forte contatto con la natura. Il fresco ombroso, i rumori attenuati, il cinguettio degli uccelli, il soffio del vento tra i rami degli alberi... tutto crea un ambiente affascinante e spesso unico. Bisogna però stare attenti alla conformazione orografica del percorso: c'è il rischio frequente di trovarsi ad affrontare salite molto ripide e conseguenti discese altrettanto impegnative. Per questo motivo è consigliabile inoltrarsi in un bosco solo conoscendone bene la conformazione e il percorso da affrontare.

Dal punto di vista tecnico valgono le annotazioni fatte per

i percorsi in salita e in discesa, mentre è necessario soffermarsi un po' di più sul terreno. Come accennato prima, solitamente il terreno all'interno di un bosco è compatto e non troppo sconnesso; in modo particolare se il bosco è fitto, il fondo sarà molto soffice e i sentieri poco pietrosi, dato che il microclima che lo caratterizza è piuttosto umido, quindi il fogliame che cade sul terreno si decompone e mantiene questa sofficità. Questo è certamente un vantaggio, perché il piede lavora su un terreno che non lo affatica troppo, ma occorre prestare attenzione se la pioggia ha bagnato molto il sentiero, facendone aumentare la scivolosità. Nei tratti pianeggianti questo non creerà particolari problemi, ma in salita o in discesa i rischi aumenteranno.

Bisogna quindi stare attenti e, possibilmente, attrezzarsi in maniera adeguata. L'ideale è affrontare questi terreni indossando scarpe con suole dal disegno tramato, che garantisce maggiore tenuta. Una suola più liscia rischia di facilitare una scivolata, specialmente nei tratti in discesa.

Il bosco, tuttavia, non è tipico solo delle località collinari o montane: esso può essere presente anche nelle zone marittime, e in questo caso si parla per lo più di pinete. Questi ambienti sono caratterizzati da un terreno composto da terra e sabbia, in genere molto compatto, sul quale si può praticare fitwalking in maniera ottimale. Durante la stagione calda le pinete diventano un luogo molto piacevole dove fare esercizio sportivo, sono ombreggiate e i raggi del sole, anche se a tratti attraversano le fronde degli alberi, risultano attenuati. Nelle giornate ventose, inoltre, sono più protette rispetto al lungomare.

Dal punto di vista della camminata e della sua sicurezza, la pineta presenta un unico vero problema: gli aghi di pino che si depositano a terra, che sovente formano uno spesso strato che risulta scivoloso e instabile (anche a causa della loro sezione rotonda). Nei tratti pianeggianti o in salita questo comporta solo una perdita di spinta, ma in discesa anche l'appoggio di tacco potrebbe risentirne, aumentando il rischio di scivolare.

Camminare – e fare fitwalking – nei boschi e nelle pinete è comunque un piacere che dà molta soddisfazione. Consiglio a tutti di provarlo almeno una volta: sono certo che molti si innamoreranno di questi luoghi, tornandoci più volte per assaporare quelle sensazioni di libertà e contatto con la natura che rappresentano il lato più bello di questo tipo di esperienza.

Il programma di allenamento

Continuità

Quando si pratica fitwalking, che sia per sport, per benessere o per migliorare la propria salute, bisogna attuare una scelta alla cui base è necessario mettere il concetto di *continuità*. Ovviamente sono importanti anche altri elementi, come la motivazione, l'interesse, l'eventuale prescrizione da parte di un medico specialista (o, ancora meglio, dello sport) circa l'attività da svolgere e come svolgerla in caso di un uso sanitario, la voglia di una certa performance, l'imitazione, la scoperta... ma ognuno di essi non avrebbe un futuro e un risultato senza basarsi sulla continuità, ovvero la costanza e la regolarità con cui si porta avanti l'attività. Non c'è nessuna differenza, infatti, se i motivi che hanno spinto una persona a iniziare la pratica del fitwalking siano scaturiti da uno o da questo o quell'aspetto che ho citato: se l'impegno non è costante, nessuno di questi troverà il proprio compimento.

Dal punto di vista della salute, inoltre, avere continuità di pratica, essere costanti e regolari nelle uscite, rispettare il programma prefissato (o consigliato da un trainer preparato e specializzato e sotto la supervisione di un medico), è ancora più determinante per raggiungere il risultato finale.

Come abbiamo già ricordato, l'Organizzazione Mondiale della Sanità suggerisce la pratica quotidiana di almeno 30 minuti di attività fisica moderata. Questa indicazione copre l'ambito preventivo, ed è indicata come «buona pratica» per tutte le persone. Esiste una distinzione di livello e durata dell'esercizio fisico per gli adulti (appunto i 30 minuti al giorno o i 150 minuti settimanali, purché svolti in più sedute) e per i giovani. A questi ultimi si consiglia almeno un'ora al giorno di movimento di livello medio-intenso.

L'OMS non parla di finalità sportive o di obiettivi da raggiungere, ma ci dà un suggerimento che è alla base di un progetto di sport e benessere: muoversi ogni giorno e condizionare il nostro fisico, il nostro organismo, a migliorare il livello di questo esercizio, cercando di essere regolari.

Il nostro fisico ha la necessità di ricevere stimoli continui; questo, nella pratica sportiva, lo si ottiene con un lavoro costante e con la variazione di utilizzo di metodologie che stimolano fattori come resistenza, velocità, agilità e forza.

Facciamo un programma

Cosa occorre fare allora per diventare dei veri fitwalker? Innanzitutto la cosa indispensabile è essere avviati alla tecnica del fitwalking da istruttori qualificati. Oggi in Italia ce ne sono tantissimi, ben distribuiti su tutto il territorio nazionale; si possono trovare informazioni in merito sul sito internet www.fitwalking.it

WALKin

Oggi molte realtà del mondo della salute già operano attraverso l'utilizzo di specialisti dell'attività sportiva e della preparazione fisica, che affiancano il personale medico in alcuni progetti di utilizzo del fitwalking con persone affette da particolari patologie, per le quali l'attività fisica può rappresentare una vera e propria terapia.

L'organizzazione Fitwalking, prima e unica tra le diverse discipline utilizzabili in attività praticate con fini sanitari, ha dato vita a uno specifico progetto denominato «WALKin – Fitwalking programma salute», dedicato espressamente a un uso del fitwalking nel contesto sanitario.

La domanda che qualcuno potrebbe porre è: c'era bisogno di creare un progetto apposito? Queste persone non possono semplicemente iniziare a praticare il fitwalking? Ce la siamo posta anche noi, naturalmente, e in collaborazione con il sistema sanitario torinese, e in modo particolare con il dottor Giuseppe Parodi, abbiamo capito la necessità di aprire una specializzazione all'interno di questo settore: non è la stessa cosa proporre e realizzare progetti di fitwalking per persone sane o per quelle che hanno problemi di salute. Certo, la disciplina è la stessa e le sue specifiche tecniche non mutano (anzi, possono accrescere l'efficacia dell'utilizzo del cammino in contesti di salute), però la sua applicazione pratica, ossia i programmi e il livello di utilizzo, difficilmente possono coincidere se parliamo di un progetto sportivo e di benessere oppure di uno dedicato alla salute delle persone. Questo concetto deve essere molto chiaro, altrimenti non avrebbe senso parlare di fitwalking quando si potrebbe semplicemente parlare di cammino.

Studiosi ed esperti hanno da tempo evidenziato come passeggiare o camminare non offra tutti quei benefici che garantisce, in termini di prevenzione primaria o secondaria, un esercizio aerobico anche solo leggermente più intenso (la prevenzione primaria è quella proposta alle persone sane con l'obiettivo di non ammalarsi, o che ciò avvenga il più tardi possibile, per le malattie croniche non trasmissibili, per esempio il diabete;

quella secondaria riguarda la prevenzione dedicata a chi già evidenzia una patologia, l'esercizio fisico solitamente si affianca alle cure tradizionali con la finalità di rallentare la progressione della malattia e ridurne gli effetti complicanti). Allo stesso tempo la corsa, parente più prossimo del fitwalking, se guardiamo a un esercizio fisico più incisivo, spesso non è alla portata di tutte le persone che presentano evidenti fattori di rischio della salute, anzi, a volte non è un'attività raccomandabile, come per esempio in caso di sovrappeso o obesità, malattie che tra l'altro fanno da anticamera al diabete di tipo 2. Si è quindi definito il cammino vigoroso e sportivo, ovvero il fitwalking, come l'esercizio più adatto ed efficace per la salute. Dai ragionamenti svolti insieme al dottor Parodi siamo giunti alla conclusione che nessun'altra disciplina, alla pari del fitwalking, poteva offrire una risposta così ampia in questo campo. Esso rappresenta non solo la proposta giusta per essere utilizzata al meglio in questi casi, ma è addirittura la più consigliabile. Quasi tutti sono in grado di esercitarlo e la sua pratica risulta poco complessa, anche se tecnica, proprio in quanto deriva dal movimento più comune per l'uomo, camminare. Naturalmente deve essere la disciplina in sé, la sua tecnica, la sua capacità di rendere la camminata più stimolante ed efficace anche in persone con problemi di salute, il centro del suo utilizzo, senza alcun obiettivo sportivo, di prestazione o addirittura agonistico. Insomma, la tecnica aiuta, è efficace, rende più efficiente la camminata ed è un plus per questi progetti, ma i programmi devono essere mirati, personalizzati e spesso adattati alla situazione patologica e motoria delle persone.

Come realizzare tutto questo? Innanzitutto bisogna capire che qualsiasi programma di esercizio fisico utilizzato in progetti di prevenzione secondaria non è un gioco, una proposta sportiva o di semplice benessere, ma un vero e proprio intervento sanitario, che richiede pertanto la presenza di operatori specializzati. Si tratta di figure che uniscono il ruolo di operatori del mondo sanitario con un percorso di formazio-

segue

ne per la somministrazione di esercizio fisico. Questo perché il paziente va accompagnato, all'interno di questo percorso, e lo si deve fare preferibilmente all'interno del mondo della salute. I Fitwalking leader, nati all'interno della ex ASL TO1 di Torino e che ancora oggi nel contesto torinese operano come figure riconosciute dal sistema, sono diventati in termini più allargati WALKin leader. Essi lavorano unicamente all'interno di strutture, organizzazioni, enti e associazioni che operano nel mondo sociosanitario, sono formati su richiesta di questi soggetti organizzati, e vengono guidati nella parte tecnica dai WALKin trainer, istruttori specifici di fitwalking rivolti al sistema sociosanitario.
Questo progetto rappresenta certamente un ulteriore successo del fitwalking, donandogli una dimensione specialistica dove prima esisteva solamente una generica caratterizzazione in termini di esercizio fisico. Nessun'altra disciplina ha definito l'ambito del proprio utilizzo sia come sport (attività fisica e ricreativa), sia come esercizio fisico per persone con patologie che traggono evidenti e dimostrati benefici dal movimento.

Al termine quindi del processo di introduzione alla disciplina bisognerà fare riferimento a un programma di lavoro, che sarà facilitato dal riferimento tecnico dell'istruttore di fitwalking, per chi avrà percorso tale strada (quella che personalmente mi sento di consigliare), oppure seguendo una via più autonoma e costruendo personalmente il proprio progetto di allenamento. In entrambi i casi è necessario individuare con chiarezza e attenzione la motivazione per cui si inizia a praticare questa disciplina e l'obiettivo che ci si prefissa. Se siamo spinti maggiormente dall'attenzione verso la forma fisica, il benessere, il perdere peso e, nel frattempo, il tornare a sentirsi più sportivi, il programma potrà essere meno articolato e modulato su tempi diversi. Qualora, invece, il nostro obiettivo sia più legato a un fattore atletico-sportivo, dove la ricerca di una certa prestazione diviene centrale, allora dopo una prima fase di allenamento incentrata sugli aspetti generali, si dovrà entrare in meccanismi più specifici e qualificati.

Gli aspetti generali di una preparazione sportiva per una disciplina aerobica come il fitwalking sono:

- apprendimento della tecnica e condizionamento fisico generale;
- miglioramento della resistenza;
- miglioramento della velocità generale;
- miglioramento della tonicità muscolare e della mobilità e fluidità articolare.

A questi obiettivi di preparazione generale si aggiungono quelli più specifici, se il nostro fine è più sportivo:

- migliorare la resistenza specifica;
- migliorare la rapidità e la velocità massimale;
- migliorare la forza;
- migliorare il gesto tecnico;
- utilizzare lavori finalizzati;
- programmare eventi o obiettivi da raggiungere.

Come detto, la tecnica va sempre posta al centro del lavoro da fare, in quanto senza un miglioramento tecnico è molto difficile crescere nella qualità dell'esercizio. Ciò vale, seppure a livelli diversi, sia per chi ha obiettivi più modesti, sia per chi ha aspirazioni più competitive.

Senza entrare troppo in profondità in discorsi tecnici che

esulano dalle finalità di questo libro, ritengo comunque importante dare un suggerimento ai lettori che nutrono interesse nei confronti di un cammino sportivo per rimettersi in forma e stare meglio, magari dedicando a questa attività un discreto livello di impegno. Ecco pertanto un programma generale, non personalizzato, per svolgere in dieci settimane un lavoro che permetta di iniziare gradualmente l'attività, arrivando a percorrere con una certa tranquillità 8-10 km di fitwalking con l'obiettivo di mantenere una velocità di circa 7 km/h.

Premetto che i programmi non costruiti individualmente vanno sempre considerati con molta attenzione e riadattati alla propria situazione specifica, poiché entrano in gioco diversi fattori che possono incidere sulla durata del percorso che ci porta all'obiettivo che ci siamo prefissati, e alla valutazione del livello dell'obiettivo stesso. Tali fattori possono essere, per esempio, l'età, il peso, il livello di forma fisica dal quale si parte, l'approccio mentale, la disponibilità di tempo, la motivazione, se si è persone più o meno attive, se è molto tempo che non si fa sport, oppure se per motivi di lavoro, tempo libero, impegni familiari lo si pratica in maniera saltuaria.

In seguito all'analisi di questi fattori, ciascuno potrà valutare se rendere più graduale, veloce o prolungato nel tempo lo schema di programma suggerito qui di seguito.

Il programma

Le tabelle riportate più avanti presentano uno schema di lavoro per una pratica continuativa del fitwalking di dieci settimane di attività, nella fase seguente a un avviamento tecnico e di condizionamento fisico generale. Si tratta di lavori per praticanti che si avvicinano a questa attività per la prima volta. Naturalmente in questo periodo è molto importante lo sviluppo della tecnica. Se non si è già frequentato un corso di fitwalking il percorso potrà risultare un po' più complesso, in quanto non è molto semplice gestire da soli l'impostazione della tecnica. Per chi invece ha già fatto un corso, e quindi conosce già l'impostazione tecnica di base, queste tabelle potranno essere un valido aiuto nel dare continuità e regolarità all'attività.

Si parte da 2 sedute a settimana per le prime 2 settimane, per poi passare a 3 sedute settimanali e a 4 nelle ultime 2 settimane. Come detto, le tabelle sono indicative e possono essere adattate ai tempi e ai modi di organizzare il proprio fitwalking a livello individuale.

Ecco una breve legenda per comprendere meglio le abbreviazioni usate:

- CAM: tratti di normale cammino;
- FWL: fitwalking lento;
- FWM: fitwalking medio, attorno al 70-80% della frequenza cardiaca massima (calcolata sottraendo l'età a 220);
- FWI: fitwalking intenso (oltre 80% FCM);
- RISC: riscaldamento;
- DEF: defaticamento;
- TEC: richiami per imparare o gestire la tecnica specifica del fitwalking;
- TEC/ALL: controllo della tecnica con allunghi (tratti brevi di fitwalking con la velocità di cammino che aumenta progressivamente fino a diventare quasi massimale).

Prima settimana

1° giorno	RISC (8-10 minuti con esercizi di allungamento) Alternare 5' di CAM e 5' di FWL per un totale di 20-25 minuti TEC (lavorare sulla tecnica di uso dei piedi) DEF (defaticamento con esercizi di mobilità e flessibilità, stretching)
2° giorno	RISC (8-10 minuti con esercizi di allungamento) Alternare 3' di CAM e 5' di FWL per un totale di 30-35 minuti TEC (lavoro sulla tecnica di piedi e gambe, ampiezza della falcata) DEF (defaticamento con esercizi di mobilità e flessibilità, stretching)

Seconda settimana

1° giorno	RISC (8-10 minuti con esercizi di allungamento) Alternare 5' di CAM e 10' di FWL per un totale di 30-40 minuti TEC (parte superiore del corpo: oscillazione delle braccia e postura tronco, spalle e testa) DEF (defaticamento con esercizi di mobilità e flessibilità, stretching)
2° giorno	RISC (8-10 minuti con esercizi di allungamento) Alternare 3' di CAM e 10' di FWL per un totale di 40 minuti TEC/ALL (5-6 allunghi in progressione di circa 100 metri) DEF (defaticamento con esercizi di mobilità e flessibilità, stretching)

Terza settimana

1° giorno	RISC (8-10 minuti con esercizi di allungamento) Alternare 10' di FWL, 5' di CAM, 15' di FWL, 5' di CAM per un totale di 35 minuti TEC (oscillazione delle braccia piegate e distese lungo i fianchi) DEF (defaticamento con esercizi di mobilità e flessibilità, stretching)
2° giorno	RISC (8-10 minuti con esercizi di allungamento) FWL (25 minuti) TEC/ALL (5-6 allunghi in progressione di 100-120 metri) DEF (defaticamento con esercizi di mobilità e flessibilità, stretching)
3° giorno	RISC (8-10 minuti con esercizi di allungamento) Alternare 5' di CAM, 20' di FWL, 5' di CAM, 10' di FWL per un totale di 40 minuti TEC (ripasso generale) DEF (defaticamento con esercizi di mobilità e flessibilità, stretching)

Quarta settimana

1° giorno	RISC (8-10 minuti con esercizi di allungamento) 20' di FL e 5' di CAM, poi proseguire con 1' di FWL e 1' di FWM per un totale di 10'; terminare con 5' di CAM DEF (defaticamento con esercizi di mobilità e flessibilità, stretching)
2° giorno	RISC (8-10 minuti con esercizi di allungamento) Unire in un solo esercizio queste variazioni di passo: 5' di CAM + 15' di FWL + 5' di FWM + 10' di FWL per un totale di 35 minuti TEC/ALL (3-4 allunghi in progressione di 150 metri) DEF (defaticamento con esercizi di mobilità e flessibilità, stretching)
3° giorno	RISC (8-10 minuti con esercizi di allungamento) 45' di FL o 5-6 km DEF (defaticamento con esercizi di mobilità e flessibilità, stretching)

Quinta settimana

1° giorno	RISC (8-10 minuti con esercizi di allungamento) 30' di FL + alcuni allunghi in scioltezza TEC (ripasso generale) DEF (defaticamento con esercizi di mobilità e flessibilità, stretching)
2° giorno	RISC (8-10 minuti con esercizi di allungamento) Alternare 5' di CAM e 10' di FWL; proseguire con 1' di FWL e 4' di FWM per un totale di 15'; terminare con 5' di CAM TEC (uso dei piedi) DEF (defaticamento con esercizi di mobilità e flessibilità, stretching)
3° giorno	RISC (8-10 minuti con esercizi di allungamento) 40' di FL, terminando con qualche allungo o aumentando il ritmo negli ultimi 7-10' DEF (defaticamento con esercizi di mobilità e flessibilità, stretching)

Sesta settimana

1° giorno	RISC (8-10 minuti con esercizi di allungamento) 10' di FWL + 15' di FWM + 10' di FWL + allunghi e cura della tecnica per un totale di 35-40 minuti DEF (defaticamento con esercizi di mobilità e flessibilità, stretching)
2° giorno	RISC (8-10 minuti con esercizi di allungamento) 40-45' di FWL TEC/ALL (allunghi in progressione su una distanza non superiore ai 150 metri per un massimo di 6-8 volte) DEF (defaticamento con esercizi di mobilità e flessibilità, stretching)
3° giorno	RISC (8-10 minuti con esercizi di allungamento) 5' di CAM + 45' di FWL + 5' di CAM per un totale di 55 minuti TEC (ripasso generale) DEF (defaticamento con esercizi di mobilità e flessibilità, stretching)

Settima settimana

1° giorno	RISC (8-10 minuti con esercizi di allungamento) 20' di FWL + test di 15' a passo veloce (6,5-7 km/h) + allunghi e cura della tecnica DEF (defaticamento con esercizi di mobilità e flessibilità, stretching)
2° giorno	RISC (8-10 minuti con esercizi di allungamento) 50-55' di FWL TEC/ALL (allunghi in progressione su una distanza non superiore ai 150 metri per un massimo di 6-8 volte) DEF (defaticamento con esercizi di mobilità e flessibilità, stretching)
3° giorno	RISC (8-10 minuti con esercizi di allungamento) 5' di CAM + 25' di FWL + 10' di FWM + 5' di CAM per un totale di 45 minuti TEC (ripasso generale) DEF (defaticamento con esercizi di mobilità e flessibilità, stretching)

Ottava settimana

1° giorno	RISC (8-10 minuti con esercizi di allungamento) 40' di FWL DEF (defaticamento con esercizi di mobilità e flessibilità, stretching)
2° giorno	RISC (8-10 minuti con esercizi di allungamento) 20-25' di FWL + 3-4 allunghi in progressione di 100 metri con recupero + 15' di FWM TEC/ALL (3-4 allunghi in progressione di 150 metri con controllo della tecnica) DEF (defaticamento con esercizi di mobilità e flessibilità, stretching)
3° giorno	RISC (8-10 minuti con esercizi di allungamento) 5' di CAM + 50' di FWL + 5' di CAM per un totale di 60 minuti TEC (ripasso generale) DEF (defaticamento con esercizi di mobilità e flessibilità, stretching)

NONA SETTIMANA

1° giorno	RISC (8-10 minuti con esercizi di allungamento) 20' di FWL + 5' di CAM + 20' di FWM + 5' di CAM per un totale di 50 minuti TEC (ripasso generale) DEF (defaticamento con esercizi di mobilità e flessibilità, stretching)
2° giorno	RISC (8-10 minuti con esercizi di allungamento) 5' di CAM + 15' di FWL + 10' di CAM per un totale di 30 minuti TEC/ALL (allunghi in progressione su una distanza non superiore ai 150 metri per un massimo di 6-8 volte) DEF (defaticamento con esercizi di mobilità e flessibilità, stretching)
3° giorno	RISC (8-10 minuti con esercizi di allungamento) 15' di FL + 20' di FWM + 5 ripetizioni di 1' a passo di FWI (possibilmente superando i 7 km/h) + 5' di CAM per un totale di 45 minuti DEF (defaticamento con esercizi di mobilità e flessibilità, stretching)
4° giorno	RISC (8-10 minuti con esercizi di allungamento) 70' di FWL TEC (ripasso tecnica per i piedi) DEF (defaticamento con esercizi di mobilità e flessibilità, stretching)

DECIMA SETTIMANA

1° giorno	RISC (8-10 minuti con esercizi di allungamento) 20' di FWL + 10' di FWM, terminando con alcuni allunghi in scioltezza + 10' di FWL per un totale di 40-45 minuti TEC (ripasso generale) DEF (defaticamento con esercizi di mobilità e flessibilità, stretching)
2° giorno	RISC (8-10 minuti con esercizi di allungamento) 5' di CAM + 10' di FWL + 8 ripetizioni di 2' di FWM, recupero e 2' di FWI; terminare con 5' di CAM TEC (piedi) DEF (defaticamento con esercizi di mobilità e flessibilità, stretching)
3° giorno	RISC (8-10 minuti con esercizi di allungamento) 50' di FWL tenendo gli ultimi 10-15' a un passo superiore ai 7 km/h DEF (defaticamento con esercizi di mobilità e flessibilità, stretching)
4° giorno	RISC (8-10 minuti con esercizi di allungamento) 15' di FWL, seguiti da un test di 45' a una velocità di 7 km/h o superiore, a seconda di quanto riscontrato nel periodo di lavoro DEF (defaticamento con esercizi di mobilità e flessibilità, stretching)

Queste dieci settimane corrispondono a poco più di due mesi di lavoro. Ripetendo alcune settimane se ne può portare il conteggio totale a circa 15-16, ossia a tre mesi di attività.

In un periodo del genere dovrebbe essere possibile senza particolari problemi raggiungere l'obiettivo che ci si è prefissato. Vorrei ricordare, però, che non sono tanto la velocità o il tempo di percorrenza i veri obiettivi di un buon fitwalker (anche se rappresentano indubbiamente uno stimolo), quanto piuttosto la capacità e la facilità a percorrere tratti continuativi abbastanza lunghi. Pertanto, se non si dovesse subito raggiungere l'obiettivo di andare per un'ora a passo di fitwalking alla velocità di 7 km/h, sarà certamente un ottimo traguardo riuscire comunque a camminare spediti e con buona tecnica per 60 minuti e oltre.

Quanta attività fare

Un altro aspetto che può interessare chi si avvia alla pratica del fitwalking è avere un riferimento su quanta attività è giusto svolgere: quante volte a settimana, in quale quantità, con quale intensità. Porsi queste domande è anche una questione di responsabilità: se si pratica un'attività motorio-sportiva come il fitwalking con obiettivi di miglioramento della propria forma fisica, o addirittura per risolvere problemi di salute, è importante sapere come essa vada gestita nel modo più equilibrato.

Non esistono regole fisse: bisogna lasciarsi guidare da buon senso ed esperienza per trovare il proprio livello di attività ideale. Se parliamo di salute la cosa migliore sarebbe impostare il lavoro insieme al proprio medico e, magari, anche con un medico dello sport, il vero specialista dell'esercizio fisico in campo sanitario.

Ho ricordato più volte in precedenza il suggerimento dell'OMS di praticare 30 minuti di esercizio fisico moderato al giorno o 150 minuti a settimana; questa indicazione, trasportata nei termini della pratica del fitwalking, è convertibile in quattro uscite settimanali di 45-60 minuti (variando anche il livello di impegno), una durata che reputo più efficace rispetto ai 30 minuti, che complessivamente porta il totale settimanale a superare la soglia dei 150 minuti. Naturalmente si sta parlando di indicazioni generali: bisognerebbe quindi analizzare il caso di ogni singola persona per valutare al meglio se questa quantità di attività consigliata è sufficiente o se, magari, ne serve di più.

Come sempre, quando parliamo di impegno fisico le varianti da prendere in considerazioni sono molte, non a caso definirei l'indicazione OMS come «dose minima consigliata». Da quella indicazione in avanti, tutto ciò che si aggiunge è un vantaggio. Ma lo è sempre? A mio parere, così come ragioniamo su una dose minima consigliata, dovremmo anche porci il problema della dose massima utilizzabile, ossia la quantità massima di attività che il nostro corpo è in grado di sopportare senza che questa, anziché utile, possa diventare dannosa.

Non voglio allarmare nessuno perché credo sia molto difficile per una persona normale, che svolge esercizio fisico in maniera equilibrata e che è attenta ai segnali del proprio corpo, superare la soglia di quello che nello sport viene definito «superallenamento», una sorta di superamento dei limiti personali. Il suggerimento che io do è sempre quello di essere graduali. Partiamo adagio, seguendo i consigli generali della «dose minima», e iniziamo gradatamente ad aumentare. Una volta trovato un buon equilibrio intorno all'ora di esercizio, se non quotidiano almeno quattro volte a settimana, possiamo iniziare a valutare se sia il caso di crescere ancora o meno.

L'esperienza sportiva, in ogni caso, mi ha insegnato che non è sufficiente parlare di quantità per indicare un buon allenamento: entrano in gioco infatti anche la qualità del lavoro, il recupero, lo stimolo personale. In modo particolare la qualità dell'esercizio è fondamentale, sia per il raggiungimento dei diversi obiettivi, sia per scegliere quanto lavoro fare in termini di quantità settimanale. Credo sia chiaro a tutti quanto possa essere diverso praticare due o trecento minuti di esercizio settimanale a un ritmo lento oppure molto sostenuto; nel primo caso, probabilmente, non avvertiremo alcuna difficoltà, mentre nel secondo il lavoro fatto ci peserà e necessiteremo, come minimo, di tempi di recupero più lunghi.

Questo aspetto ci può aiutare a capire quanto lavoro fare e, soprattutto, come modularlo. Naturalmente è importante ricordarsi che, se l'intensità è troppo bassa, i vantaggi sono inferiori e i tempi per acquisirli decisamente più lunghi, pertanto è fondamentale miscelare nel modo giusto intensità diverse durante il programma di esercizio.

Si è già detto che allenare il nostro organismo significa fornirgli sempre degli stimoli diversi: andare sempre lenti, o sempre alla medesima velocità, per la stessa durata, facendo lo stesso percorso, appiattisce il lavoro svolto. Invece variare la velocità e la durata, inserire delle accelerazioni (che aiutano anche a dare elasticità cardiaca, se ben usate), sfruttare pendenze diverse sui percorsi, lavorare in salita, sono tutte cose che possono stimolare diverse funzioni fisiche e organiche.

Naturalmente sto parlando sempre in termini generali, o meglio sto facendo riferimento all'utilizzo del fitwalking da parte di persone in salute. Ancora una volta tengo a precisare che in percorsi che riguardano l'uso di questa disciplina per la cura o l'affiancamento alle cure di patologie già esistenti il discorso è leggermente diverso.

I medici insegnano che, quando si parla di prevenzione e salute, alla base di tutto deve esserci il movimento, il cammino, cioè stimolare il metabolismo, meglio se in modo vigoroso (ma non esageratamente intenso).

La risposta alla domanda sulla quantità «giusta» di attività da svolgere, dunque, ha sfaccettature diverse e, come detto, non esistono regole fisse, ma solo suggerimenti che riguardano i diversi approcci e i diversi obiettivi della pratica. Il programma presentato nel capitolo precedente è un buon esempio di utilizzo di quantità crescenti e di esercizi qualitativamente vari e diversi. È studiato per persone in salute, ma allo stesso tempo può rappresentare un buon riferimento per un approccio graduale e per l'uso di metodologie diverse per stimolare il fisico all'adattamento e alla crescita.

IL DECALOGO DEL FITWALKER

Proviamo a riassumere quanto detto finora in dieci indicazioni generali, che possono essere utili a tutti i fitwalker.

1. Tenere in considerazione il suggerimento dell'OMS sulla quantità minima e iniziale di lavoro.
2. Non avere fretta e puntare sulla gradualità in termini di crescita sia quantitativa sia qualitativa.
3. Una volta raggiunto un buon livello di adattamento, imparare a miscelare bene i diversi tipi di allenamento e gli stimoli che possono aiutare la crescita fisica e organica.
4. Non esagerare in termini di volume e di intensità del lavoro.
5. Prestare attenzione ai segnali del proprio corpo per non superare il limite di carico che si è in grado di sopportare.
6. Ricordarsi che si parla di «esercizio organizzato» quando si fa riferimento a programmi di allenamento, ossia a un utilizzo propriamente «sportivo» del cammino, ma che, ai fini della prevenzione della salute, occorre acquisire l'abitudine di divenire persone più attive anche nella vita quotidiana.
7. Puntando sempre a una costante pratica quotidiana, ricordarsi che se per qualche motivo si devono ridurre le sessioni di attività è preferibile non solo mantenere il volume totale di esercizio settimanale, ma possibilmente incrementarlo leggermente.
8. Se si pratica fitwalking per motivi legati alla salute, sentire sempre il parere del proprio medico e, possibilmente, creare il programma di lavoro insieme al proprio medico curante e a un medico sportivo.
9. Se possibile, farsi seguire - almeno nelle fasi iniziali di apprendimento tecnico - da un istruttore di fitwalking, così da essere guidati al meglio.
10. Non scoraggiarsi se si incontreranno periodi più difficoltosi nel portare avanti il programma di attività: arrendersi è la peggiore sconfitta, poter misurare i progressi e i risultati è la più bella vittoria.

Quando praticare?

Mattino, pomeriggio o sera?

MOLTISSIMI si pongono la domanda su quando sia meglio praticare esercizio fisico: al mattino, nel pomeriggio, nella pausa pranzo o alla sera? La risposta non può che venire dall'analisi delle necessità, delle possibilità e delle motivazioni di ciascuno; fatto questo, sarà più semplice scegliere il momento migliore o più facile in cui dedicarsi allo sport. È evidente che esistono anche fattori oggettivi che non dipendono solo dalle esigenze personali, come per esempio le condizioni atmosferiche.

In realtà non vi sono motivi specifici per cui è più vantaggioso dedicarsi al fitwalking al mattino o alla sera: fare esercizio fisico è utile sempre, a prescindere dal momento della giornata in cui lo si pratica. Vediamo allora quali potrebbero essere i motivi per sceglierne uno anziché un altro.

Mattino

In genere le ore mattutine sono quelle preferite da chi lavora e ha quindi più difficoltà a ritagliarsi del tempo in altri momenti della giornata. È anche una buona scelta per chi, per vari motivi, passa in casa la maggior parte del proprio tempo, come le casalinghe o le persone anziane. Queste ultime, tra l'altro, non hanno vincoli temporali definiti e possono scegliere gli orari per loro più comodi.

Certamente praticare al mattino significa, in genere, fare un piccolo sacrificio rinunciando a qualche minuto di sonno in più ma, come ammettono quasi tutti, si tratta di un modo molto positivo per iniziare la giornata: poter mettere in moto il proprio fisico da subito permette di immergersi poi nella giornata lavorativa con maggiori energie.

Il mattino presenta elementi favorevoli e sfavorevoli, sotto l'aspetto del tempo a disposizione e della stagionalità. Il fattore tempo è importante, e lo diventa sempre più man mano che si progredisce come fitwalker. Poter svolgere sessioni più prolungate o più impegnative, e che richiedono quindi tempi di esecuzione più lunghi, significa doversi alzare molto prima togliendo sempre più tempo al riposo. Questo è certamente un aspetto non positivo, perché con il passare del tempo quella perdita di sonno si accuserà sotto forma di affaticamento sia fisico sia mentale.

Il mio consiglio per chi pratica al mattino – per scelta o per necessità – è di suddividere la settimana puntando a fare un paio di sessioni normali, fra i 30 e i 60 minuti, durante i giorni feriali, lasciando per il weekend i carichi di lavoro più pesanti.

Per chi ha orari ben definiti, la stagionalità è un fattore con cui occorre fare i conti: in inverno è infatti molto più difficile utilizzare al meglio questa finestra della giornata, in quanto il buio e il freddo, specialmente nelle regioni settentrionali e nelle aree collinari o montane, possono condizionare l'attività. D'estate, invece, il mattino è certamente il momento che molti dovrebbero preferire perché, così come la sera, si può contare su una temperatura più mitigata che facilita sia lo sforzo sia il recupero.

Chi sceglie il mattino per camminare deve pertanto sapersi organizzare, ancora più che nel resto della giornata. Organizzarsi significa non solo sistemare correttamente i tempi per uscire a praticare, scegliere il luogo dove andare (fattore decisivo se non si hanno soluzioni sotto casa), rientrare e prepararsi, fare colazione e poi uscire per recarsi al lavoro, ma anche adattare tutti questi momenti in funzione del clima, imparando a equilibrare volume del lavoro e orario di uscita. Questo include, specialmente in inverno, anche la cura dell'abbigliamento per affrontare il freddo ed eventualmente la pioggia.

Il quesito fondamentale che si pone chiunque fa sport al mattino è: colazione prima o colazione dopo? La risposta può dipendere da fattori diversi, che siano personali, metabolici, «filosofici» o strategici.

Dal punto di vista personale e metabolico è indispensabile fare colazione prima di uscire – il che comporta comunque almeno una mezz'ora di attesa tra la fine del pasto e l'inizio della pratica – se per esperienza si sa di non reggere un'attività fisica senza aver fornito al proprio corpo una giusta dose di energia tramite il cibo.

Dal punto di vista filosofico e strategico, invece, esistono teorie specifiche. Una in particolare, rivolta a chi è uno sportivo già di buon livello, afferma che uscire a digiuno al mattino, posponendo la colazione al movimento, permette di abituarsi a un maggior consumo di grassi, e fa sì che il corpo si adatti a un consumo energetico meno dipendente dagli zuccheri anche effettuando esercizi di una certa intensità (sappiamo che più è alta l'intensità, più il nostro corpo tende a bruciare gli zuccheri quale fonte di energia), ossia si impara a utilizzare una miscela di carburante che rende bene anche se è meno potenziata, permettendo tra l'altro di andare avanti più a lungo risparmiando degli zuccheri. Sarebbe come se il motore di un'automobile potesse imparare a utilizzare una benzina meno ricca di ottani senza perdere qualità e diminuendo il consumo. L'uomo, tuttavia, non è una macchina e ha forti capacità adattative, pertanto chi segue i suggerimenti di questa teoria deve comunque valutare se ciò non gli procura delle difficoltà e se ne percepisce i benefici.

Personalmente non ritengo sia una soluzione ottimale se il nostro scopo principale è quello di dimagrire. È vero che la miscela che si impara a utilizzare è un po' più ricca di grassi ma non così tanti da incidere in modo significativo sulla perdita di peso. Il modo migliore per dimagrire, in particolare per perdere grasso, è praticare con regolarità a passo moderato allungando via via la durata per aumentare la propria resistenza, piuttosto che puntare a divenire più veloci.

Pausa pranzo

So che si tratta di un'opinione piuttosto impopolare, ma io non amo molto l'idea dell'attività svolta durante la pausa pranzo, in modo particolare se abbiamo finalità sportive più marcate.

Innanzitutto, il tempo limitato può causare stress. È vero che anche il mattino ha tempi ben scanditi, ma non sono obbligati: chi desidera camminare un po' di più, o magari rallentare il passo, o prendersi più tempo per la doccia o la colazione, deve solo svegliarsi qualche minuto prima. La pausa pranzo ha tempi prefissati, senza margini di manovra, all'interno dei quali occorre far entrare la preparazione, la pratica, la doccia, il pranzo e il ritorno sul posto di lavoro. Questo, ovviamente, influisce anche sulla decisione di dove praticare: con poco tempo a disposizione è necessario andare a fare fitwalking non lontano dal luogo di lavoro, limitando la nostra possibilità di scelta.

Io sono sempre stato un sostenitore dell'idea che fare attività sportiva, anche semplicemente un po' di esercizio fisico, necessita di tempi adeguati. Avere i minuti contati non è mai positivo e rischia di creare stress in un momento che, molto spesso, ci si ritaglia proprio con finalità opposte.

Se invece il mio obiettivo è la sola prevenzione della salute, posso tranquillamente decidere di fare poco più di una semplice passeggiata, giusto per fare movimento. In questo caso anche nella pausa pranzo posso trovare i tempi e i modi per camminare senza sentirmi soffocare.

D'estate, poi, fare fitwalking durante la pausa pranzo può essere davvero complicato. A causa del caldo intenso e dell'umidità si suda moltissimo, e dati i tempi ridotti occorre lavarsi, rivestirsi e consumare un piccolo pasto in tutta fretta. La conseguenza è che quasi sempre si continua a sudare. Se si beve qualcosa – e come non bere se si è sudato molto? – l'effetto si moltiplica. I nostri vestiti da lavoro si inzuppano, e lo stress aumenta. Quali reali benefici ha portato un'attività fatta in questo modo?

Se si sceglie lo stesso di utilizzare la pausa pranzo, magari perché è il solo momento disponibile della giornata, vanno comunque ricordate alcune cose. Intanto è opportuno fare un piccolo spuntino a metà mattina, per esempio un po' di frutta. Se c'è caldo, è importante idratarsi durante la mattinata: mai andare a fare attività sportiva senza bere anticipatamente se il clima è caldo e umido e si prevede di sudare molto. Questo consiglio potrebbe valere anche per le altre stagioni, se si esce molto coperti o si indossa un K-way.

Pomeriggio e sera

Il termine «pomeriggio» è di per sé piuttosto generico, indicando una porzione della giornata piuttosto ampia. Per chi è abituato a cenare molto tardi, inoltre, questa ampiezza aumenta ancora, e queste persone potrebbero intendere come allenamento pomeridiano anche andare a camminare alle 19:30 o alle 20 (orari nei quali, nella stagione invernale, è buio completo). Ritengo quindi che potrebbe essere utile fissare dei paletti per una migliore comprensione: chiamerò «allenamento pomeridiano» quello svolto entro le ore 19 e «allenamento serale» quello svolto dopo le 19.

Il pomeriggio, in genere, è un momento ideale per persone che hanno orari lavorativi flessibili (come chi fa dei turni o lavora part-time) o per chi passa molto tempo a casa (pensionati, casalinghe, liberi professionisti che possono adattare i propri impegni lavorativi, studenti). Chi sceglie di praticare fitwalking al pomeriggio, solitamente, può gestire con comodità i tempi della propria attività.

Dal punto di vista metabolico, l'allenamento pomeridiano è migliore: si è attivi da diverse ore, il fisico è pronto e si va verso la fine della giornata. Allenarsi al pomeriggio è molto più vantaggioso quando ci si dedica a una pratica piuttosto intensa, che richiede uno sforzo sostenuto. Pertanto chi ha una certa libertà di orario, nel caso debba svolgere un allenamento particolarmente impegnativo farebbe bene a pensare se può farlo di pomeriggio.

Se si decide di allenarsi in questa fase della giornata, occorre fare un pasto leggero a pranzo e integrarlo con uno spuntino circa due ore prima di uscire, possibilmente a base di proteine (per esempio una fetta di prosciutto crudo con del parmigiano o grana padano), quindi idratarsi adeguatamente tenendo conto anche delle condizioni climatiche. Chi invece esce a camminare la sera ha due opzioni.

La prima è cenare comunque dopo la pratica (qui valgono gli stessi consigli fatti poco fa, tenendo però presente che bisogna spostare in avanti l'orario della merenda e certamente anche quello del pranzo), ricordando che è consigliato lasciar passare un po' di tempo tra il termine dell'allenamento, la doccia e la cena. In modo particolare se si sono svolti lavori piuttosto duri, lo stomaco ha bisogno di rilassarsi per poter poi lavorare bene in fase di digestione.

La seconda opzione è una pratica serale vera e propria, cioè svolta dopo cena: in questo caso è necessario aspettare almeno due ore tra il termine del pasto e l'allenamento. Al rientro, dopo la doccia, sarebbe meglio evitare di buttarsi subito a letto: il corpo ha bisogno di rilassarsi e ritrovare equilibrio, quindi è consigliato concludere con un po' di ginnastica o un breve recupero davanti al televisore o a un buon libro prima di andare a dormire. Quanto detto finora, naturalmente, vale nel caso di un allenamento di fitwalking vero e proprio, con ritmi sostenuti e magari qualche lavoro specifico. È diverso il discorso per un'uscita tranquilla a passeggiare – seppur in modo deciso – per attivare il metabolismo: in questo caso è sufficiente aspettare anche solo una mezz'ora prima di uscire, se la cena non è stata pesante o troppo abbondante.

Appendice

Fitwalking e terapia

Il fitwalking in ambito sanitario

Proviamo a riassumere i concetti espressi nella prima parte di questo libro: l'esercizio fisico produce nel nostro organismo numerosi, diversificati e diffusi effetti benefici che riguardano il miglioramento del livello di efficienza fisica, il benessere psicofisico, la prevenzione di molti disturbi e di diverse malattie croniche non trasmissibili (MCNT) che oggi sono la principale causa di carico di malattia e mortalità nel mondo e sono previste in ulteriore incremento nel prossimo decennio (malattie cardiocircolatorie, diabete di tipo 2, obesità, dislipidemie, cancro, disturbi artromuscolari, osteoporosi, ansia, depressione e così via). Gli effetti dell'esercizio fisico agiscono non soltanto nella direzione di evitare o ritardare l'insorgenza di diverse MCNT nella popolazione generale (prevenzione primaria), ma anche in caso di malattia cronica già presente, in fase iniziale o più avanzata, nel senso di controllarne l'evoluzione e la comparsa di complicanze e disabilità (prevenzione secondaria e terziaria); l'esercizio rappresenta quindi un fondamentale strumento di prevenzione e finanche di terapia.

Da tutto ciò deriva l'importanza di promuovere l'attività fisico-sportiva in modo tale che essa diventi una consuetudine nel nostro stile di vita, a partire dall'infanzia e poi nell'età adulta. Ne consegue anche l'esigenza di utilizzare lo «strumento» esercizio fisico nel trattamento preventivo e terapeutico delle MCNT o delle situazioni a forte rischio per l'insorgenza di queste malattie. In questi casi è opportuno oltrepassare l'ambito delle indicazioni generali valide per tutti e ottenere qualche specifica informazione ulteriore, come quelle fornite nel capitolo «Fitwalking e salute» oppure ricorrendo ai consigli del medico di medicina generale o del medico specialista che segue quella determinata malattia.

Oltre a ciò si pone la questione di introdurre, nell'ambito sanitario, alcuni programmi di utilizzo metodico dell'attività fisica, in cui essa venga prescritta e somministrata in modo adeguato tenendo conto del quadro clinico generale e delle capacità di adattamento all'esercizio della persona.

È quanto approvato e richiesto da molti medici impegnati nel trattamento delle MCNT (diabetologi, dietologi, cardiologi, oncologi, internisti, nefrologi, pneumologi e via dicendo) per i quali è auspicabile ricorrere all'esercizio fisico come forma di terapia mirata in modo efficace, sicuro, fruibile. Si tratta di completare la triade terapeutica «farmaco-dieta-esercizio fisico» prevista dalla letteratura scientifica nei casi di molte malattie croniche definite esercizio-sensibili.

L'argomento è dunque nato in ambito medico-scientifico, maturato in alcuni progetti specifici, ed è anche correlabile a un aspetto etico, perché va da sé che una volta individuata una forma di trattamento sostenuta da evidenze di letteratura, si ha il dovere di considerarla e applicarla in modo organizzato e metodico.

Oggi molti medici che intendono informare il paziente sull'importanza dell'esercizio fisico lo fanno con consigli generali a voce oppure scrivendo una nota nella cartella di dimissione oppure ricordando di svolgere 30 minuti di attività fisica al giorno in riferimento alle raccomandazioni OMS.

L'indagine conoscitiva sulla promozione dell'attività fisica negli ambulatori diabetologici italiani, condotta nel 1998 dal Gruppo di studio diabete e attività fisica di Diabete Italia, ha rilevato che il 90% dei soggetti diabetici crede di poter migliorare la propria salute con l'attività fisica. Tra gli ostacoli alla pratica dell'esercizio fisico sono menzionati il senso di inadeguatezza, la mancanza di tempo e la pigrizia.

È difficile pensare che il senso di inadeguatezza, la pigrizia o uno stile di vita sedentario «cronico» possano essere superati da soli o tramite indicazioni generali, senza considerare la necessità di fornire strumenti più effettivi per condurre la persona a riappropriarsi di alcune conoscenze e abilità atte a svolgere un esercizio a un livello sufficiente, senza affidarsi all'improvvisazione.

In certi casi, quindi, il problema non è tanto quello di raccomandare di fare regolare esercizio fisico, ma diventa quello di motivare e aiutare determinati pazienti a praticarlo fornendo gli strumenti e talora l'assistenza nella fase iniziale di cambiamento dello stile di vita.

Queste riflessioni rappresentano i presupposti per i quali negli ultimi dieci anni, nel territorio nazionale, si sono sviluppate le iniziative di prescrizione e somministrazione dell'esercizio fisico in ambito sanitario. Tra queste, a partire dal 2008, il servizio pubblico di Medicina dello Sport di Torino ha avviato percorsi specifici per pazienti con MCNT. Sappiamo che le attività che forniscono i maggiori benefici sono quelle di tipo aerobico e di miglioramento dell'efficienza muscolare. Il fitwalking appartiene alla prima categoria e, tramite esso, la forma di esercizio del cammino si esprime in modo particolarmente utile ed efficace. Per questi motivi di base – e per quelli trattati nelle pagine precedenti – la forma di esercizio fisico scelta è stata proprio quella del fitwalking.

Il Progetto fitwalking

Il Progetto fitwalking dell'ex ASL TO1 nasce a Torino nell'ambito di un progetto più ampio, denominato *Lavoratori sani in aziende sane*, dedicato alla promozione della salute nel luogo di lavoro e basato sui quattro temi del progetto ministeriale *Guadagnare salute. Rendere facili le scelte salutari*, ovvero: alimentazione, attività fisica, fumo, alcol.

L'idea di partenza è quella di organizzare dei corsi di formazione per operatori aziendali che fossero disposti a conoscere in modo approfondito la tecnica del fitwalking e della conduzione dei gruppi di cammino sportivo. Questi operatori vennero denominati «Fitwalking leader aziendali».

L'obiettivo è quello di creare una risorsa aziendale interna, utilizzabile negli anni a venire, per organizzare corsi o iniziative di fitwalking nei seguenti ambiti operativi:

- per i dipendenti aziendali, nella finalità di un'azione di promozione dell'attività fisica all'interno del luogo di lavoro;
- per pazienti di quei servizi specialistici per MCNT che avessero aderito al progetto inviando propri operatori allo

specifico corso di formazione per Fitwalking leader aziendale, nella finalità di sviluppare programmi di prescrizione e somministrazione dell'esercizio fisico;
- per normali cittadini attraverso alcune manifestazioni pubbliche, collaborazioni con Circoscrizioni comunali o altri enti e associazioni con la finalità di promozione di uno stile di vita sano (elemento che peraltro è presente in qualche misura anche nei due punti precedenti, per il consueto coinvolgimento di famigliari, amici, conoscenti).

La formazione del Fitwalking leader aziendale, condotta attraverso la collaborazione tra il servizio di Medicina dello Sport aziendale e la Scuola del Cammino Fitwalking Italia, è normata da specifiche delibere aziendali che prevedono, autorizzano e sostengono le attività in questione quali progetti aziendali: i corsi per dipendenti vengono autorizzati all'interno del piano di formazione aziendale, mentre quelli per pazienti o semplici utenti presentati dalla struttura specialistica proponente sono direttamente attivabili, previo parere favorevole rilasciato dal coordinatore del Progetto fitwalking dell'ASL e autorizzazione del direttore sanitario d'azienda.

Il Fitwalking leader aziendale è quindi un dipendente dell'azienda in grado di organizzare e condurre gruppi di cammino sportivo, di insegnare la tecnica del fitwalking (e non quella di altre tipologie di esercizio, che non gli competono), di associare queste abilità tecniche acquisite alle proprie capacità professionali, in particolare, nel caso di un operatore sanitario, quelle relative alla conoscenza delle esigenze del paziente del proprio settore di attività (diabetologia, cardiologia, neurologia, psichiatria e via dicendo). In pratica si tratta di un mix di competenze di non facile riscontro.

Il percorso di formazione non deve assolutamente essere sottostimato: nel nostro caso, pur con piccole variazioni annuali, ha sempre previsto circa trentacinque ore, articolate in parti teoriche che trattano gli aspetti sanitari del progetto e la tecnica del fitwalking e in esercitazioni pratiche dedicate all'insegnamento della tecnica sportiva e della conduzione di gruppi di cammino.

Viene sempre richiesta, all'atto dell'iscrizione dell'aspirante Fitwalking leader aziendale, una dichiarazione di autorizzazione firmata dal direttore della struttura di appartenenza, legata all'intento di attivare gruppi di cammino sportivo per pazienti.

Il progetto ha coinvolto le due aziende sanitarie cittadine, dal 2017 unificate nell'ASL «Città di Torino». Dal 2008 a oggi sono stati circa settecento i dipendenti aziendali avviati al fitwalking, altrettanti i pazienti con MCNT, oltre trenta i servizi specialistici di diverse discipline mediche partecipanti.

Un aspetto significativo è che il Progetto fitwalking, a vario titolo, con il coordinamento complessivo del servizio pubblico di Medicina dello Sport, ha coinvolto diversi ambiti specialistici: diabetologia, cardiologia, neurologia, psichiatria, nefrologia, oncologia, dipendenze patologiche, urologia, veterinaria (per i proprietari dei cani), neuropsichiatria infantile (per alcuni pazienti con disturbi neuromotori e cognitivi), cure palliative (per i *caregiver* famigliari), psicologia dell'età evolutiva, pediatria preventiva e sociale (per le neomamme).

Il Progetto fitwalking ha dato modo di sviluppare ulteriori esperienze e stimolare nuove iniziative. Per esempio Angelo Musso, psicologo e psicoterapeuta presso il dipartimento di Salute mentale della ex ASL TO1, è un Fitwalking leader aziendale che opera presso uno dei servizi di psichiatria territoriale. Attraverso questa esperienza personale, e confrontandosi con colleghi americani, ha sviluppato la *Walking Talking Therapy* (letteralmente «terapia del camminare e parlare»), una metodica attraverso la quale si integra la funzione del dialogo propria della psicoterapia cognitiva con la pratica del cammino. In questi casi, in cui il cammino ha finalità terapeutiche, si è coniato il termine di «camminoterapia». Egli spiega che l'attività motoria del camminare stimola la liberazione di endorfine prodotte dall'organismo e che il derivante stato di maggiore benessere psicofisico stimola il *talking*, vale a dire il piacere di parlare per esprimere e razionalizzare esperienze e vissuti personali che possono essere ristrutturati – per così dire – nel caso siano patogeni o rinforzati se sani e benefici. Angelo Musso, nel suo libro *Nati per camminare*, spiega una serie di effetti che si osservano con il progredire dell'attività: la gestione dell'ansia e dello stato di allarme connesso alla propria psicopatologia, la possibilità di padroneggiare le sicurezze psicofisiche e le capacità cognitive sia personali sia sociali sia affettive, la riduzione di determinati disturbi e l'innalzamento del tono dell'umore con riduzione del trattamento psicofarmacologico e diminuzione di effetti collaterali a esso connessi, l'attivazione della forza di volontà quale importante effetto per il paziente psichiatrico. È un esempio di come il Progetto fitwalking favorisca anche lo scambio di conoscenze e approfondimenti multidisciplinari.

Prescrizione e somministrazione dell'esercizio fisico

Nell'ambito del Progetto fitwalking si è partiti da subito con la finalità di fondo di costruire un programma di utilizzo metodico dell'esercizio fisico per contrastare le malattie croniche. Un programma che comprendesse la prescrizione e la somministrazione dell'esercizio fisico rivolto a quei pazienti che, su individuazione dello specialista di riferimento per la patologia, dovessero essere avviati a praticare esercizio fisico in modo più specifico in ragione della situazione clinica o sociale.

Per questi programmi di prescrizione e somministrazione di esercizio fisico si usa il termine di «esercizio-terapia»: una forma organizzata di attività fisica in cui tipologia, intensità e quantità dell'esercizio fisico vengono adeguatamente individuate, misurate, prescritte e somministrate in rapporto al quadro clinico della persona e alle sue capacità di adattamento all'esercizio, ovviamente tramite valutazione clinica ed eventuali test ed esami.

Credo sia utile soffermarsi un attimo sul significato dei termini «prescrizione» e «somministrazione».

La *prescrizione medica* è la descrizione scritta delle norme che si devono seguire riguardo a qualità, dose e forma del medicamento e al modo (eventuale) di prepararlo e assumerlo. Analogamente, la *prescrizione dell'esercizio fisico* in ambito sanitario descrive le norme che si devono seguire in termini di tipologia, intensità, quantità dell'esercizio, specificando eventuali controindicazioni o limitazioni di cui tenere conto. Non è quindi il consiglio di fare attività fisica, né una generale raccomandazione magari standardizzata, né il semplice invio in palestra o altro centro sportivo.

Nei percorsi di esercizio-terapia che andremo a trattare un punto peculiare è quello di non limitarsi a consegnare semplicemente il foglio di prescrizione, ma di fornire anche il percorso organizzato di avvio al programma di *somministrazione* dell'esercizio fisico. In questa fase si danno al paziente effettivi strumenti per acquisire le conoscenze e le abilità necessarie per svolgere l'esercizio adeguato, per costruire condizioni favorevoli a poterlo svolgere successivamente in modo autonomo e a inserire più agevolmente il movimento nella sua vita quotidiana.

Non è un programma di riabilitazione perché è rivolto a una persona che è sì interessata da una malattia cronica, ma in condizioni di stabilità clinica, con la necessità di inserire in modo adeguato l'attività fisica nel proprio stile di vita.

Il programma di somministrazione dell'esercizio fisico ha la durata ritenuta opportuna nel contesto del servizio che tratta quella determinata patologia cronica, mai inferiore a tre-quattro mesi, dopo di che il paziente avrà modo di procedere per conto proprio.

Uno svolgimento sistematico di questi percorsi frequentemente presenta la conseguenza che il paziente si unisca a titolo volontario ai corsi successivi al proprio e che egli diventi un elemento di esempio per nuovi pazienti e di sostegno delle attività.

Un modello operativo di esercizio-terapia (MET)

Nel 2009, poco dopo l'avvio del Progetto fitwalking, attraverso la collaborazione tra la struttura di Medicina dello Sport e quella di Diabetologia diretta dal dottor Riccardo De Luca, è stato condotto un progetto pilota di esercizio-terapia su quarantacinque pazienti diabetici, guidati in attività di fitwalking per sette mesi, ai fini di verificarne la fattibilità in termini di sostenibilità, ripetibilità, sicurezza e fruibilità del percorso.

Il modello operativo prevedeva le seguenti fasi:

- la struttura specialistica per MCNT seleziona i pazienti da avviare allo specifico percorso nel corso dell'abituale attività di ambulatorio secondo i criteri del proprio ambito specialistico e invia il paziente alla struttura di Medicina dello Sport presentandone il quadro clinico di partenza;
- la struttura di Medicina dello Sport effettua la valutazione clinico-funzionale: clinica per escludere controindicazioni assolute o relative indipendenti dalla patologia di partenza, funzionale per valutare le effettive capacità di adattamento all'esercizio del paziente attraverso adeguati test; da essa deriva la prescrizione dell'esercizio fisico in termini di tipologia, intensità, frequenza e durata, con segnalazione di eventuali limitazioni di cui tenere conto;
- i Fitwalking leader aziendali della struttura specialistica per MCNT organizzano il corso di fitwalking e conducono il programma di esercizio fisico sulla base della prescrizione ricevuta, fornendo report alla struttura di appartenenza e consultandosi al bisogno con il medico dello sport;
- i pazienti svolgono le attività del corso al fine di acquisire le conoscenze e le abilità di un esercizio fisico adeguato in funzione dell'adozione di uno stile di vita attivo.

I controlli effettuati al termine del progetto pilota evidenziarono una significativa riduzione dell'emoglobina glicata e dei trigliceridi e una diminuzione meno rilevante dell'indice di massa corporea.

La valutazione complessiva finale del progetto fu positiva, anche in considerazione della fattibilità del percorso e del riscontro dell'elevazione dei livelli di attività fisica dei pazienti.

Pertanto venne codificato un modello operativo di esercizio-terapia denominato MET che venne proposto e attivato ad altri servizi specialistici per MCNT delle allora due ASL cittadine.

Un'importante evoluzione del modello operativo di esercizio-terapia avvenne in seguito all'adesione allo studio policentrico *Trapianto... e adesso sport (Effetti dell'attività fisica nel paziente con trapianto di organo solido)* guidato dal Centro nazionale trapianti in diverse regioni e rivolto ai trapiantati di organo solido (rene, cuore, fegato). In Piemonte lo studio è stato condotto dal servizio di Medicina dello Sport dell'ASL torinese e dal Centro regionale trapianti. Questa esperienza portò diversi arricchimenti alla metodologia di esercizio-terapia. Venne richiesto l'utilizzo della palestra quale luogo di somministrazione dell'esercizio e la partecipazione del laureato in scienze motorie per la programmazione e conduzione delle attività prescritte di tipo aerobico e di miglioramento dell'efficienza muscolare (le attività raccomandate dalla letteratura scientifica, come già sottolineato). L'utilizzo dell'esercizio fisico ha un duplice significato in una fase successiva al trapianto: prima di tutto migliorare il benessere psicofisico del paziente trapiantato e contrastare le alterazioni del metabolismo lipidico e lo sviluppo di patologie croniche, in particolare quelle cardiocircolatorie, a causa dell'assunzione di alcune terapie croniche e di uno stile di vita divenuto meno attivo; non va dimenticato però l'aspetto etico del rispetto nei confronti del «dono» che è stato effettuato in occasione del trapianto e quindi la ricerca di effetti positivi sulla funzionalità dell'organo nel tempo.

Il MET si è così ulteriormente arricchito arrivando a proporre attività variegate, outdoor (fitwalking) e indoor (palestra), in gruppo (fitwalking, ma anche palestra) e in singolo (palestra).

A queste attività, attraverso la collaborazione tra la struttura di Medicina dello Sport e il dipartimento di Salute mentale della ex ASL TO1, si è aggiunto dal 2016 l'utilizzo della bicicletta, altra attività fisica di tipo aerobico. Il progetto «Psyclette. Psichiatria in bicicletta» si propone di favorire le possibilità di mobilità attiva attraverso la dotazione di biciclette e l'incentivazione al loro utilizzo. Esso è indirizzato agli operatori dei centri di salute mentale nelle loro attività domiciliari e, in prospettiva, ai pazienti degli stessi centri, attraverso appositi percorsi di assistenza.

A seguito di queste attività è stato istituito il Centro di esercizio-terapia del servizio di Medicina dello Sport dell'ASL, all'interno del quale è stato previsto un gruppo di lavoro multidisciplinare interaziendale che accoglie, oltre al medico dello sport, altri specialisti di patologie croniche partecipanti al MET, al fine di definire e sviluppare le modalità organizzative e operative dei programmi di prescrizione e somministrazione dell'esercizio fisico.

In una specifica azione del Piano regionale della prevenzione, la Regione Piemonte ha richiesto una serie di report annuali di questo gruppo di lavoro relativi alle attività condotte e una proposta di indirizzo regionale sulla promozione dell'utilizzo dell'esercizio fisico nel trattamento delle MCNT. La descrizione dei progetti presentati in questo capitolo ha lo scopo di spiegare che è possibile organizzare e condurre programmi di utilizzo metodico dell'esercizio fisico nell'ambito sanitario a scopo preventivo e terapeutico delle MCNT. Del resto, a ben più ampia riprova, anche in altre regioni (a cominciare dal Veneto e dall'Emilia-Romagna e poi altrove) sono stati ideati e sviluppati programmi di questo tipo.

È anche un segno dell'esigenza crescente del settore medico di utilizzare l'esercizio fisico in modo più appropriato ed efficace per il paziente. Sono programmi che si basano su attività multidisciplinari in ambito sanitario e multisettoriali nel territorio e che si sviluppano grazie alla collaborazione tra diversi attori, a partire da medici dello sport e specialisti di MCNT, medici di medicina generale, laureati in scienze motorie, tecnici di discipline sportive adatte allo scopo, associazioni (sportive, di pazienti...), amministrazioni locali e altri ancora.

Entrare in azione

A livello nazionale ci sono chiari segnali di attenzione e incoraggiamento sull'argomento dell'esercizio-terapia. Il ministero della Salute già nel 2008 avviò il progetto Prescrizione dell'esercizio fisico come strumento di prevenzione e terapia nelle quattro regioni che a suo tempo si erano rese disponibili. Si è detto del Centro nazionale trapianti e dello studio *Trapianto... e adesso sport* che ha coinvolto una dozzina di regioni. La Federazione medico-sportiva italiana già nel 2006 ha dedicato il proprio congresso nazionale alla prescrizione dell'esercizio fisico. Il Piano nazionale della prevenzione 2014-2018 ha chiesto di sviluppare programmi per promuovere e diffondere la pratica dell'esercizio fisico anche attraverso la prescrizione nelle persone con patologie croniche.

Tutte queste importanti direttive e indicazioni istituzionali, unite al grande rilievo assegnato dai dati della letteratura scientifica di vari ambiti clinici al rapporto esercizio fisico-MCNT e ai risultati dei progetti realizzati in questi anni, si devono tradurre ora nel sostegno a programmi definitivi che, derivati dalle esperienze progettuali acquisite, condivisi tra le regioni più attive e interessate in questo campo, secondo livelli diversificati di intervento codificato (dalla prescrizione alla consulenza al consiglio competente) in rapporto alla fase di malattia, mettano il paziente con MCNT inattivo nelle effettive condizioni di saper fare attività fisica adeguata, ferme restando tutte le altre strategie e azioni rivolte alla popolazione generale.

I risultati riguardano anche l'aspetto economico, come sottolineava l'inserto della rivista *The Lancet* citato all'inizio di questo libro. Se ne riparla in chiusura, ma è un aspetto importante in tempi nei quali il risparmio sulle spese sanitarie è un tema di stretta attualità. Per esempio, negli Stati Uniti è stato calcolato l'impatto economico derivante da un incremento del 10% della popolazione adulta fisicamente attiva: se queste persone camminassero un'ora al giorno ci sarebbe una diminuzione dei costi pari a 5,6 miliardi di dollari l'anno. In Italia, Pierpaolo De Feo e il suo gruppo di studio hanno stimato il risparmio di spese sociosanitarie derivato da una persona con obesità e diabete mellito, portata a una pratica del cammino per 4-5 km al giorno: 550 euro nella spesa farmaceutica, 700 euro negli esami clinici e 110 euro nei costi sociali indiretti. Altri studi trattano e appoggiano questi risultati perseguibili nella difficile azione di riduzione degli enormi costi delle MCNT, divenuta ormai un'esigenza pressante.

Conclusioni

Questa è la conclusione di un viaggio nel mondo del fitwalking e dell'esercizio fisico in rapporto all'ambito sanitario. L'auspicio è quello di aver dato in proposito un contributo in termini di conoscenza e di consapevolezza nell'ottica di migliorare il proprio stile di vita. L'obiettivo è stato quello di considerare alcuni aspetti dal punto di vista teorico e pratico, altri dal punto di vista fisico, psicologico, culturale in quanto lo sport, inteso nella sua accezione più estesa, dovrebbe riguardare tutto ciò.

Quanto scritto, per lo più, non rappresenta una novità. Ciò va detto anche per rispetto nei confronti di tutti i maestri anche del passato che, senza i mezzi della ricerca odierna, ma con osservazione, ragionamento, deduzione, intuizione, spesso erano già giunti alle nostre stesse conclusioni. Per esempio Ippocrate di Kos, famoso medico dell'antichità (460-370 a.C. circa), scrisse: «Camminare è la migliore medicina per l'uomo».

Egli scrisse anche che se fossimo in grado di fornire a ciascuno la giusta dose di nutrimento ed esercizio fisico, né in difetto né in eccesso, avremmo trovato la strada maestra per la salute. In un'epoca di slogan e ricette universali, questa attenzione alla giusta dose, né troppo poco né troppo, fa riflettere.

Bibliografia

BLAIR S.N., KAMPERT J.B., KOHL H.W. 3rd, BARLOW C.E., MACERA C.A., PAFFENBARGER R.S. Jr, GIBBONS L.W., «Influences of cardiorespiratory fitness and other precursors on cardiovascular disease and all-cause mortality in men and women», *JAMA*, 17 luglio 1996, 276(3): pp. 205-10.

DEL BUFALO E., *Sovrappeso e obesità*, in *Rapporto Osservasalute 2016 – stato di salute e qualità dell'assistenza nelle regioni italiane*, Università Cattolica del Sacro Cuore, Roma 2017.

GANZIT G.P., STEFANINI L., *Diabete e attività fisica*, SEED, Torino 2007.

GANZIT G.P., STEFANINI L., *Patologie cardiovascolari e attività fisica*, SEED, Torino 2007.

ISTAT, *Il diabete in Italia*, in www.istat.it/it/archivio/202600.

ISTAT, *La pratica sportiva in Italia*, in www.istat.it/it/archivio/204663.

LEE C.D., BLAIR S.N., JACKSON A.S., «Cardiorespiratory fitness, body composition, and all-cause and cardiovascular disease mortality in men», *Am J Clin Nutr*, marzo 1999, 69(3), pp. 373-80.

Moore S.C. *et al.*, «Leisure-time physical activity and risk of 26 types of cancer in 1.44 million adults», *JAMA Internal Medicine*, 16 maggio 2016. DOI:10.1001/jamainternmed.2016.1548.

Musso A., *Nati per camminare*, Effatà editrice, Torino 2016.

Nardone P., Spinelli A., Buoncristiano M., Lauria L., Pizzi E., Andreozzi S., Galeone D., *Il sistema di sorveglianza OKkio alla SALUTE: risultati 2014*, Istituto Superiore di Sanità, Centro Nazionale di Epidemiologia, Sorveglianza e Promozione della Salute, Roma 2016.

Parodi G., «Significati e ruoli dello sport e della Medicina dello Sport e loro azioni di contrasto al doping», in *Sport e doping: riflessioni*, a cura di Vincenti M., Priuli & Verlucca, Torino 2009.

Perra A., De Mei B., Cattaneo C., Salmaso S., *Le malattie croniche non trasmissibili (MCNT): la sfida del secolo, anche per il nostro Paese*, in http://www.epicentro.iss.it/ben/2012/marzo/2.asp.

«Physical Activity 2012», *The Lancet*, Volume 380, Issue 9838, luglio 2012.

«Physical Activity 2016», *The Lancet*, Volume 388, Issue 10051, luglio 2016.

Williams P.T., Thompson P.D., «Walking vs running for hypertension, cholesterol, & diabetes risk reduction», *Arterioscler Thromb Vasc Biol*, maggio 2013; 33(5): 1085-1091.

World Health Organization, *Diabetes – Fact sheet updated November 2017*, http://www.who.int/mediacentre/factsheets/fs312/en/.

World Health Organization, *Global health risks: mortality and burden of disease attributable to selected major risks, 2009*, http://apps.who.int/iris/handle/10665/44203.

World Health Organization, *Global recommendations on physical activity for health: 18-64 years old*, 2011, www.who.int/dietphysicalactivity/factsheet_recommendations/en/.

World Health Organization, *Global Status Report on non communicable diseases 2014*, http://www.who.int/nmh/publications/ncd-status-report-2014/en/.

World Health Organization, *Physical activity – Fact sheet updated February 2017*, www.who.int/mediacentre/factsheets/fs385/en/.

www.noi-italia.istat.it

Finito di stampare presso ELCOGRAF S.p.A.
Stabilimento di Cles (TN)
Printed in Italy